SCHWINDEL OHNE BEFUND

SYSTEMATISCHES TRAINING FÜR GLEICHGEWICHT UND SICHERHEIT

Dr. med. Thomas Weiss

SCHWINDEL OHNE BEFUND

SYSTEMATISCHES TRAINING FÜR GLEICHGEWICHT UND SICHERHEIT

südwest

INHALTSVERZEICHNIS

EINFÜHRUNG

Als der 36-jährige Architekt mein Sprechzimmer betrat, war ihm die Verzweiflung anzusehen. Er leide jetzt seit mehr als einem Jahr unter einem quälenden Schwindel, berichtete Mathias. Es sei kein Drehschwindel, eigentlich eher eine Benommenheit. Sein Kopf sei „wie in Watte gepackt", er fühle sich wie angetrunken, wie hinter einer Glasscheibe, obwohl er die ganze Zeit keinen Tropfen Alkohol zu sich nehme. Er könne sich kaum noch konzentrieren, leide gleichzeitig unter Herzklopfen, Atemnot und einem beängstigenden Druck auf der Brust.

Er sei eigentlich immer sportlich gewesen, aber heute komme er kaum noch die Treppe hoch. Außerdem fühle er sich angespannt, reizbar, innerlich unruhig und gleichzeitig erschöpft. Er falle bei der Arbeit immer wieder aus und befürchte, deswegen gekündigt zu werden. Doch das Schlimmste: Für diese ganzen Beschwerden gebe es keine Erklärung. Er gelte als „kerngesund"!

Es habe alles nach einer angespannten Sitzung im Büro begonnen. Die Luft sei stickig gewesen, er habe immer schlechter Luft bekommen, und am Ende habe er den Eindruck gehabt, er müsse ersticken. Er sei dann ins Krankenhaus gebracht worden. Aber dort sei nichts festgestellt worden. Die Untersuchungen beim HNO-Arzt, Augenarzt und Neurologen hätten genauso wenig einen auffälligen Befund ergeben wie eine Computertomografie und ein MRT (Magnetresonanztomogramm).

Er habe daraufhin eine Psychotherapie begonnen. Dabei sei ihm klar geworden, dass er sich sehr viel Stress mache. Er versuche seitdem, langsamer zu treten. Aber der Schwindel sei nicht besser geworden. Auch die verordneten Antidepressiva hätten wenig gebracht. Er schlafe allerdings etwas besser.

‚Entweder ich habe doch eine schwere Krankheit, die bisher nur nicht entdeckt wurde, oder ich bilde mir das Ganze ein', denke er manchmal.

Seit einigen Jahren kommen immer häufiger Patienten zu uns, die unter solch merkwürdigen Beschwerden leiden wie Mathias. Über Monate, Jahre oder manchmal auch länger quält sie eine Schwindelsymptomatik, für die sich keine organische Ursache finden lässt. In solchen Fällen liegt es nahe, seelische Ursachen zu vermuten. Tatsächlich treten die Beschwerden vor allem bei sensiblen, leistungsorientierten Menschen auf, die eine Zeit lang unter erheblichem Stress gestanden haben. Diesen Patienten wird dann häufig eine Psychotherapie oder ein Aufenthalt in einer psychosomatischen Klinik empfohlen.

Doch die Ergebnisse bleiben meist hinter den Erwartungen und Hoffnungen zurück. Zwar gibt es in aller Regel einen Zusammenhang zwischen Benommenheit und Anspannung, doch die ersehnte Symptomfreiheit stellt sich auch nach einer Psychotherapie kaum ein.

Was also ist das für ein Krankheitsbild? Warum sind die Beschwerden so hartnäckig? Hängt alles an der Angst? Sind es doch innere Konflikte, die einfach nur ganz tief im Verborgenen liegen? Bestehen irgendwo unsichtbare Hindernisse gegen eine Genesung? Solche Fragen haben mich über lange Zeit beschäftigt, während mein Team und ich versucht haben, diesen Patienten zu helfen. Trotz aller Bemühungen hielten sich die Ergebnisse unserer Therapie in bescheidenen Grenzen – was für unsere Patienten und für uns gleichermaßen enttäuschend war.

Ich bin meinem Team aus Ärzten, Krankenschwestern, Arzthelferinnen und insbesondere Physiotherapeutinnen sehr dankbar dafür, dass sie sich alle nicht entmutigen ließen und gemeinsam mit mir hartnäckig nach neuen Erkenntnissen und innovativen Therapieverfahren suchten. Im Lauf der Zeit erlangten wir so eine Vielzahl von Einsichten zum Beschwerdebild, die uns schließlich zu neuen Behandlungsmöglichkeiten führten. Insgesamt hat sich auf diese Weise ein Konzept herausgebildet, das unserer Arbeit den therapeutischen Durchbruch brachte und das für Mathias und andere Patienten eine sehr gute Hilfe bedeutet.

Diese neuen Erkenntnisse möchte ich nun in diesem Buch erstmals offenlegen. Falls Sie unter einem „Schwindel ohne Befund" leiden, wird es Ihnen vermutlich bereits hilfreich sein, zu verstehen, wie Sie sich Ihre Beschwerden erklären können und auch, dass diese Beschwerden eine tatsächliche, substanzielle Grundlage haben.

Inzwischen können wir unseren Patienten ein breites Spektrum zahlreicher Therapieverfahren anbieten. Doch was können Sie tun – ganz auf sich allein gestellt? Dazu finden Sie im zweiten Teil des Buchs eine Vielzahl wirksamer Übungen, die Sie zu Hause selbst durchführen können. Wir glauben, auch hier zumindest teilweise Neuland betreten zu haben, da wir ein systematisches Training entwickeln konnten, in dem Sie schrittweise von Übung zu Übung geleitet werden. Neu dürften auch die Erkenntnisse zur zentralen Rolle der Atmung bei dieser Art des Schwindels sein.

Schwindel ohne körperlichen Befund

In diesem Buch geht es schwerpunktmäßig um Schwindelformen, bei denen weder der Hals-Nasen-Ohrenarzt noch der Neurologe oder Augenarzt einen auffälligen Befund erheben kann. Die Beschwerden werden dann häufig als „psychisch bedingt" eingeordnet, wobei oft unklar bleibt, wie ein möglicher seelischer Konflikt denn genau diese Symptomatik hervorrufen kann.

Die meisten Betroffenen leiden unter Benommenheit, „Watte" im Kopf, oder sie fühlen sich wie betrunken, obwohl sie stocknüchtern sind. Beim Gehen sind sie oft unsicher, der Boden scheint nicht stabil zu sein, sie haben das Gefühl, zu schwanken wie auf einem Schiff. Manchmal wird das von der Angst begleitet, wegzukippen, umzufallen oder sich nicht mehr orientieren zu können. Drehschwindel (Karussell), Liftschwindel (Aufzug) oder Bewegungsschwindel (Schiffschaukel) treten seltener oder nur für Momente auf.

Neben der Kernsymptomatik „Benommenheit" klagen viele Patienten über eine Einschränkung der Konzentration, über Vergesslichkeit, mangelndes geistiges Durchhaltevermögen und das Gefühl, gleichsam „neben sich zu stehen". Sie fühlen sich „wie nicht ganz richtig präsent" oder „wie durch eine Glaswand" von anderen getrennt. Halten diese Beschwerden länger an, kommt nicht selten ein ausgeprägtes Erschöpfungsgefühl hinzu, wobei das Gesamtgeschehen dann etwa als „Burn-out-Syndrom" bezeichnet wird.

Es gibt weitere Krankheitsbilder ohne messbare körperliche Veränderungen, auf die ich hier gleichfalls ausführlich eingehe. Beim „Mal de Débarquement-Syndrom" (MdDS) wird der oder die Betroffene nach dem Aussteigen aus einem Schiff oder Flugzeug von einem anhaltenden Schwankschwindel erfasst, der bei manchen Menschen nur Stunden, bei anderen aber Monate oder Jahre anhält. Auch der Höhenschwindel und mehrere Formen des kreislaufbedingten Schwindels werden in diesem Buch umfassend behandelt.

Schwindel mit körperlichem Befund

Beim Schreiben dieses Buchs wurde mir bald deutlich, dass eine Beschränkung auf den „Schwindel ohne Befund" der komplizierten Materie nicht gerecht werden kann. Das Gleichgewicht selbst und dessen Störungsbilder sind ausgesprochen komplex und funktionelle Beschwerden häufig mit organischen Ursachen verknüpft.

Es ist mir daher ein Anliegen, Ihnen alle häufigen mit Schwindel verbundenen Krankheitsbilder und auch die jeweiligen Therapien näherzubringen – unabhängig von deren Ursache. So dürfte es Ihnen auch leichter fallen, Ihre eigenen Beschwerden zu bewerten und einzuordnen. Der Hinweis, dass die Lektüre dieses Buchs den Besuch beim Facharzt nicht ersetzen kann und soll, dürfte eine Selbstverständlichkeit sein.

Zu Beginn möchte ich Sie erst einmal auf eine kleine Expedition zu den Grundlagen unserer Balance mitnehmen. Hier gibt es Faszinierendes zu entdecken! Vielleicht geht es Ihnen am Ende so wie mir: Ich stehe mit Erstaunen und Hochachtung vor den fast unglaublichen Fähigkeiten, womit uns die Natur in der Raumorientierung ausgestattet hat.

Übungsprogramme

Im zweiten Teil des Buchs finden Sie ein sehr ausführliches Übungsprogramm, das im Wesentlichen aus der täglichen Arbeit mit unseren Patienten hervorgegangen ist. Dieses Programm ist nicht spezifisch für eine einzige Schwindelart. Es dient dazu, Ihr Gleichgewicht generell zu verbessern. Selbst wenn Sie selbst überhaupt nicht unter Schwindel leiden und beispielsweise „nur" einen Partner bei seinen Übungen begleiten wollen, werden Sie am Ende über eine bessere Körperkontrolle verfügen.

Neben den Schwindelübungen ist beim „Schwindel ohne Befund" das Atemtraining von entscheidender Bedeutung. Wir erachten dies als zentralen Teil einer erfolgreichen Therapie. Nebenbei wirkt es auch ganz allgemein beruhigend. Sie können es also auch anwenden, wenn Sie einfach innerlich entspannter, ruhiger und ausgeglichener werden möchten.

Danksagung

An erster Stelle danke ich unseren Patienten. Gerade in den Anfangsjahren mussten sie viel Geduld mit uns haben, da wir den „Schwindel ohne Befund" noch nicht ausreichend verstanden haben und wirksame Therapien erst entwickeln mussten. Bei dieser Entwicklungsarbeit hat mein ganzes Team – insbesondere die Physiotherapeuten, von denen Sie einige im Übungsteil kennenlernen werden –, Hervorragendes geleistet. Die praktischen Übungen wurden von ihnen entweder im Wesentlichen entwickelt oder für unsere Zwecke modifiziert.

Besonders aber danke ich meiner Frau, die mit hoher Kompetenz und wachem Geist alle Inhalte mit mir immer wieder diskutiert und das Buch gründlich durchgearbeitet hat.

Tipp: *Weitere Filme, Aktualisierungen und ein Online-Übungsprogramm (SAGT) finden Sie unter www.weiss.de/schwindel-ohne-befund*

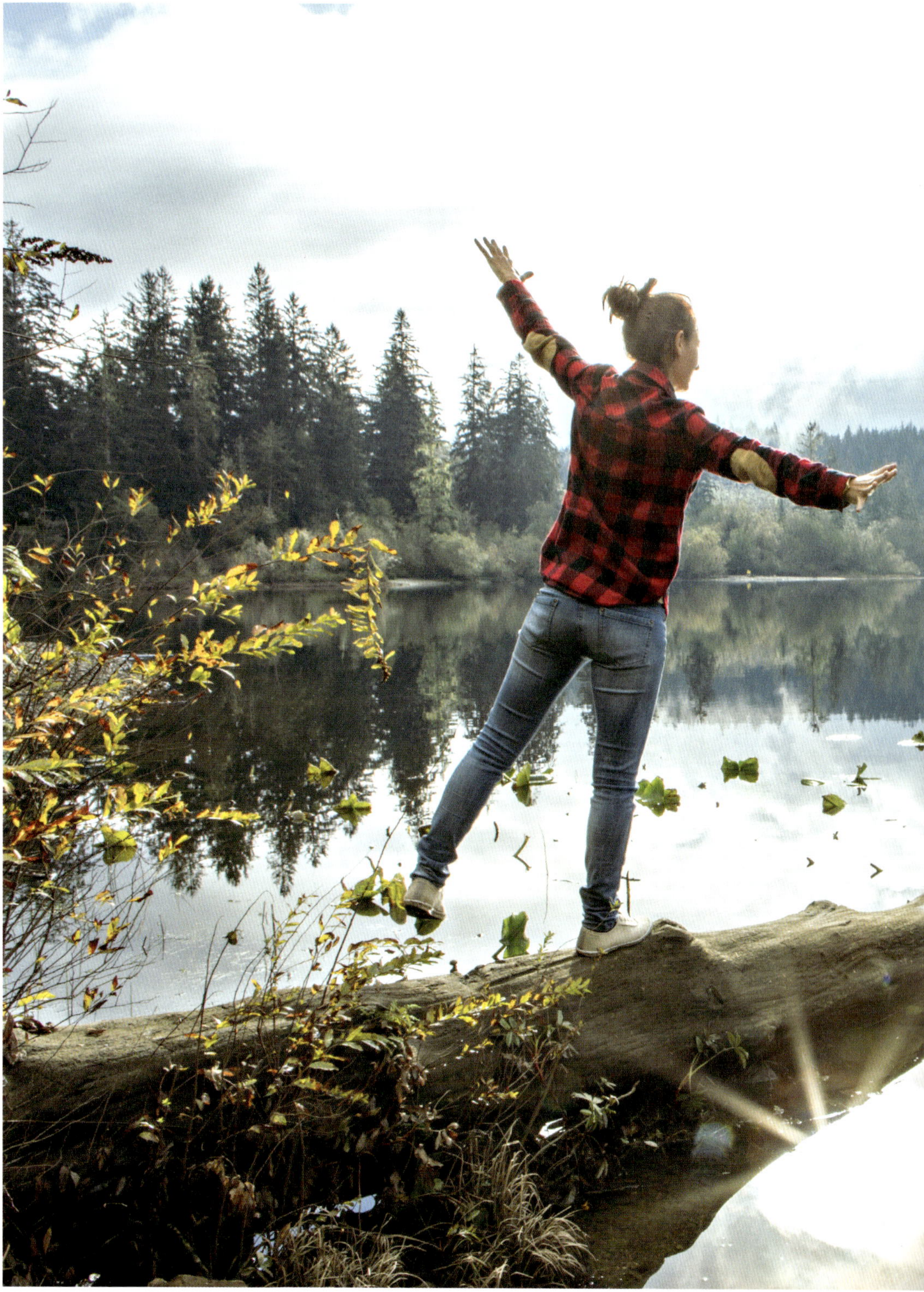

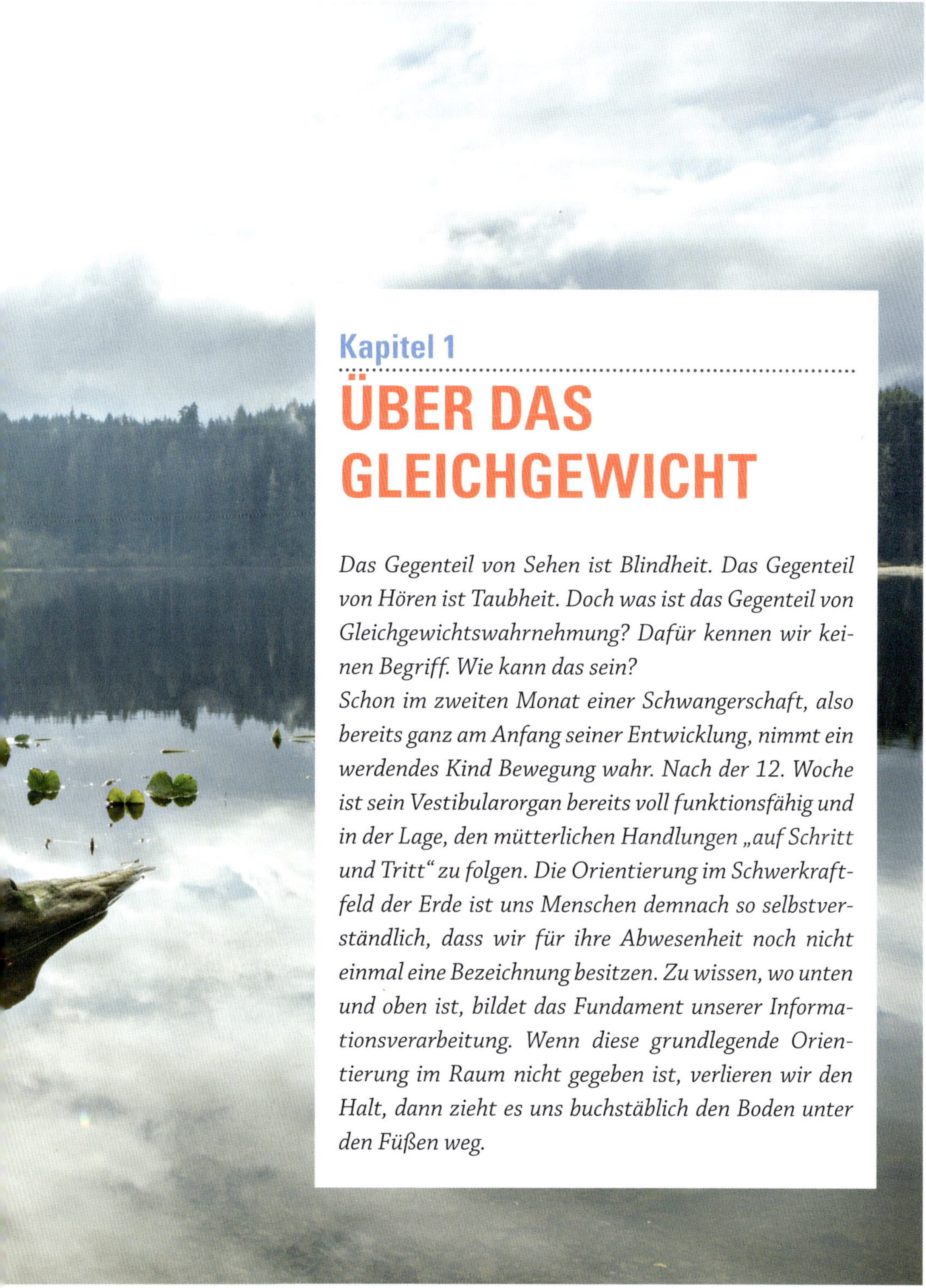

Kapitel 1

ÜBER DAS GLEICHGEWICHT

Das Gegenteil von Sehen ist Blindheit. Das Gegenteil von Hören ist Taubheit. Doch was ist das Gegenteil von Gleichgewichtswahrnehmung? Dafür kennen wir keinen Begriff. Wie kann das sein?
Schon im zweiten Monat einer Schwangerschaft, also bereits ganz am Anfang seiner Entwicklung, nimmt ein werdendes Kind Bewegung wahr. Nach der 12. Woche ist sein Vestibularorgan bereits voll funktionsfähig und in der Lage, den mütterlichen Handlungen „auf Schritt und Tritt" zu folgen. Die Orientierung im Schwerkraftfeld der Erde ist uns Menschen demnach so selbstverständlich, dass wir für ihre Abwesenheit noch nicht einmal eine Bezeichnung besitzen. Zu wissen, wo unten und oben ist, bildet das Fundament unserer Informationsverarbeitung. Wenn diese grundlegende Orientierung im Raum nicht gegeben ist, verlieren wir den Halt, dann zieht es uns buchstäblich den Boden unter den Füßen weg.

Alles im Lot?

Solange alles in Ordnung ist, machen wir uns über das Gleichgewicht in aller Regel keine Gedanken. Es ist einfach selbstverständlich, sich frei zu bewegen, Fahrrad zu fahren oder auf einem Bein stehen zu können. Und wir bewundern Menschen, die auf diesem Gebiet besondere Fähigkeiten besitzen, etwa Turner oder Zirkusartisten.

Doch wenn das Gleichgewicht einmal aus den Fugen gerät, dann scheint die Welt aus den Angeln gehoben zu sein. Die gesamte Orientierung gerät ins Wanken. Wir werden in unseren Grundfesten verunsichert.

Die räumliche Orientierung ist für uns Menschen wichtiger als jede andere Information über die Umwelt. Nicht zu wissen, welcher Wochentag oder wie viel Uhr es gerade ist, mag störend sein. Das Unwissen ruft vielleicht Irritation, aber keine Panik hervor. Wenn ein Mensch jedoch morgens aufwacht und nicht weiß, wo oben oder unten ist, wenn sich alles dreht, wenn er das Gefühl hat, zu kippen oder zu fallen, dann ist das ein zentraler Angriff auf seine physische und psychische Stabilität. Die fehlende Orientierung führt zu vollständiger Hilflosigkeit und dem Gefühl, schutzlos ausgeliefert zu sein. In den Frühzeiten der Menschheitsgeschichte, als wir noch als Jäger und Sammler lebten, wäre

WISSEN SCHÜTZT AUCH NICHT UNBEDINGT!

Über viele Jahre moderierte ich die Fernsehsendung Praxis Dr. Weiss *beim SWR. In einer dieser Sendungen ging es um das Thema „Schwindel". Als Gast hatte ich einen bekannten Hochschullehrer und Experten für Schwindel eingeladen. In einer Drehpause erzählte er mir, dass er eines Morgens mit einem heftigen Drehschwindel aufgewacht war. Die korrekte Diagnose sei ihm sofort in den Kopf geschossen: ein gutartiger Lagerungsschwindel (siehe Seite 34 ff.). Doch trotz seiner richtigen Diagnose und obwohl er die schnell wirksame Therapie kannte, machte sich unmittelbar Panik in ihm breit. Wie man daran sehen kann, ist selbst ein Experte auf diesem Gebiet vor der völligen Verunsicherung nicht geschützt. – Wie er weiter berichtete, verschwand der Schwindel nach der entsprechenden Übung (siehe Seite 38 ff.) schnell, und auch die Panikattacke klang ab.*

in einem solchen Fall die Begegnung mit einem hungrigen Löwen fatal ausgegangen. Möglicherweise haben die Panikgefühle oder Panikattacken der von Schwindel Betroffenen hier ihre biologischen Wurzeln.

Die Gleichgewichtsregulation

Für das Sehen haben wir Augen, für das Riechen die Nase, für das Hören die Ohren. Doch welches Organ ist für das Gleichgewicht zuständig? Wahrscheinlich fällt Ihnen als Erstes ein, dass das Gleichgewicht irgendetwas mit dem Innenohr zu tun hat. Das stimmt, aber es ist noch um einiges komplizierter, und ich möchte Ihnen einen kurzen Überblick darüber geben, wie unsere Körperhaltung und Orientierung organisiert sind.

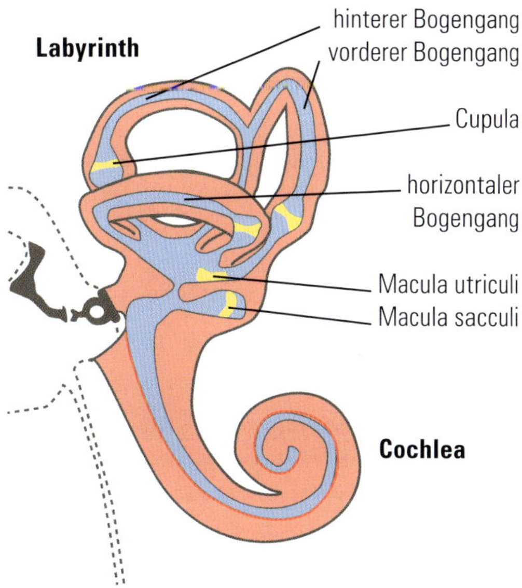

Abb. 1. Der äußere Gehörgang wird innen vom Trommelfell begrenzt. Dahinter liegt das Mittelohr mit den Gehörknöchelchen Hammer, Amboss und Steigbügel. Diese übertragen den Schall auf das Innenohr, wo er in der Hörschnecke (Cochlea) schließlich in elektrische Impulse umgesetzt wird. Angrenzend an die Hörschnecke liegt das Vestibularorgan, das aus drei Bogengängen und den beiden sogenannten Maculaorganen Sacculus und Utriculus besteht.

Grundsätzlich hat die Natur zu Lösungen gegriffen, die große Ähnlichkeit mit Stabilisatoren oder Beschleunigungssensoren von Smartphones oder Videokameras haben. Dort befinden sich nämlich eine Reihe von Bewegungssensoren, die helfen, Neigung und Beschleunigung so zu messen, dass etwa ein Kamerabild stabilisiert wird, obwohl die Hände des Fotografen leicht wackeln.

Oben und unten

Die erste und wichtigste Frage für die Orientierung lautet: Wo ist oben beziehungsweise unten? Dafür gibt es einen speziellen Sensor im *Sacculus* (lat. „Säckchen") des Innenohrs. Er besteht aus Nervenzellen *(Maculae,* eigentlich „Flecke") und deren Fortsätzen *(Stereozilien)*, die in eine Art Gelatine eingebettet sind. Auf der Oberfläche der „Gelatine" liegen kleine Steinchen zur Beschwerung. Diese Ohrsteinchen *(Otolithen)* bewirken das feine Ansprechen auf Bewegung. Die Steinchen (dabei handelt es sich um Kristalle aus Calciumcarbonat) sind klein, jeweils nur ein Zehntausendstel Millimeter groß, doch sehr zahlreich. Bei Erwachsenen liegen rund 20.000 dieser Otolithen auf jedem der beiden Sensoren.

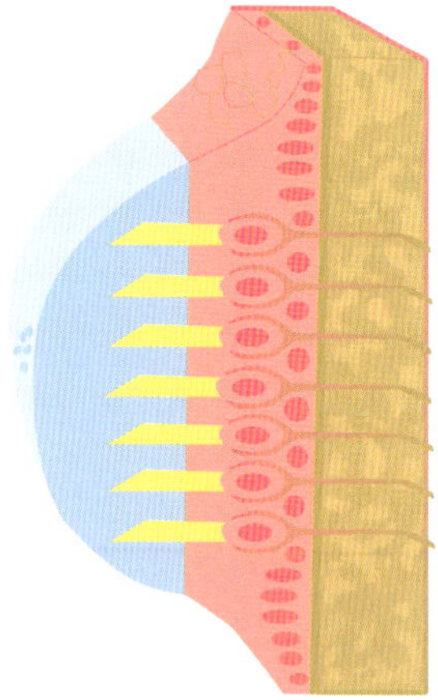

Abb. 2: Das Orientierungssystem im Innenohr zur Wahrnehmung der Richtung (oben/unten), Querschnitt des vertikal ausgerichteten Systems.

Das ganze System ist in etwa senkrecht angeordnet, sodass bei einer Beschleunigung nach oben/unten die feinen Nerven verbogen werden. Durch die Krümmung der Fortsätze entsteht ein Signal, das vom Gehirn als vertikale Beschleunigung nach oben/unten interpretiert wird. Am deutlichsten wird das auf einem Trampolin oder beim Anfahren oder Abbremsen eines Fahrstuhls.

Links/rechts – vorne/hinten

Die Natur hat es sich bei der Frage der horizontalen Beschleunigung (links/rechts beziehungsweise vorne/hinten) recht einfach gemacht: Dasselbe System wie für oben/unten wurde dupliziert und horizontal gekippt.

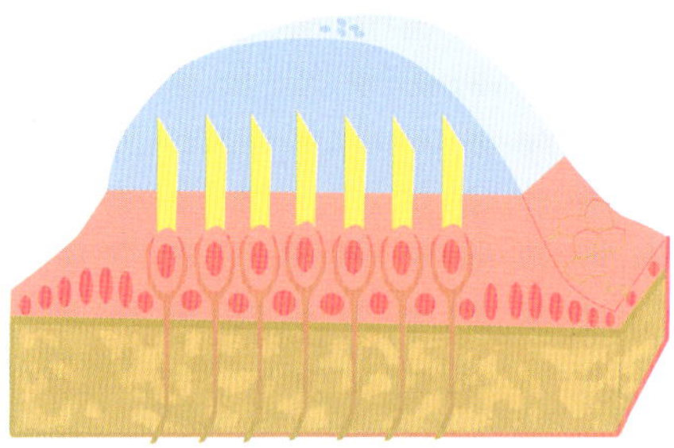

Abb. 3: Das Orientierungssystem im Innenohr zur Wahrnehmung der Richtung (links/rechts beziehungsweise vorne/hinten), Querschnitt des horizontal ausgerichteten Systems.

Es wird *Utriculus* („kleiner Schlauch") genannt. Auf diese Weise erhalten wir mit dem gedoppelten Organ eine Orientierung zur Seite beziehungsweise nach vorne/hinten. Die etwa 40–70 Nervenzellen im Utriculus geben ständig ein gewisses Ruhesignal ab. Bei Beschleunigung nimmt dessen Frequenz dann zu.

Durch die Kombination von Sacculus und Utriculus ist also bereits eine erste Grundorientierung geschaffen. Die beiden Sinnesorgane dienen zur Wahrnehmung von geradlinigen oder linearen Beschleunigungen. Für jede Kopfstellung gibt es eine bestimmte Signal-Konstellation der vier Sensoren (zwei links und zwei rechts), und anhand deren kann das Gehirn die Position des Kopfs bereits errechnen.

Vielleicht werden Sie jetzt einwenden, dass Sie Ihre Kopfposition sehr wohl wahrnehmen können, obwohl Sie ganz entspannt in einem Sessel sitzen und keineswegs beschleunigt werden. (Wahrscheinlich registrieren Sie lediglich Ihre eigene Schwere und überlegen möglicherweise, ob Sie nicht ein paar Pfunde zu viel „draufhaben".)

Tatsächlich unterliegen Sie aber auch in völliger Ruhe einer Beschleunigung! Nämlich der Erdanziehung, die einer Beschleunigung entspricht. Falls Ihnen dies nicht sofort plausibel ist, dürfen Sie sich damit trösten, dass die Äquivalenz von Erdanziehung und Beschleunigung erst von Albert Einstein im Jahr 1907 als „Äquivalenzprinzip" beschrieben und später in seiner *Allgemeinen Relativitätstheorie* weiterentwickelt worden ist. Der Sacculus kannte die Relativitätstheorie offenbar schon deutlich früher und nutzt die Erdbeschleunigung seit Jahrmillionen als probate Orientierungshilfe. Auch Wirbeltiere, Fische und sogar Pflanzen bedienen sich dieser „Hightech-Methode", um oben von unten unterscheiden zu können.

Winkelbeschleunigung

Mit der Orientierung links/rechts, vorne/hinten sowie oben/unten ist uns bereits eine erste grobe Orientierung im Raum möglich. Was noch fehlt, ist die

Drehbewegung. Wir sprechen in diesem Zusammenhang von „Winkelbeschleunigung“, die wir beim Drehen um die eigene Achse oder auf einem Karussell erleben.

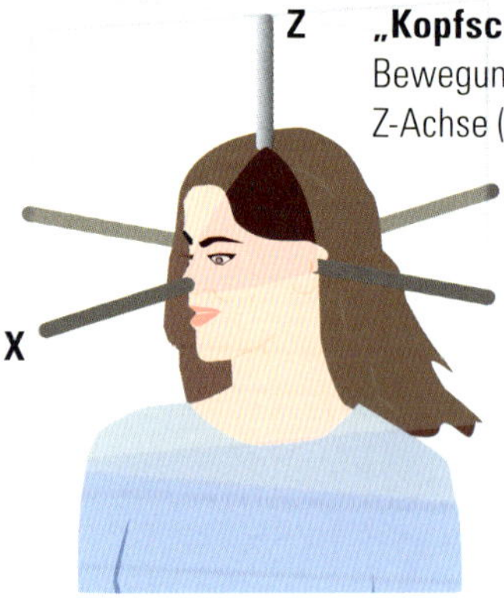

Abb. 4: Winkelbeschleunigung

Wie ein Schiff oder Flugzeug können wir unseren Kopf um drei Achsen bewegen. Wenn Sie nicken, als wollten Sie „Ja“ sagen, bewegen Sie den Kopf um die Y-Achse. Beim Kopfschütteln wie beim „Nein“ wird um die Z-Achse gedreht. Und wenn Sie den Kopf zu einem „Vielleicht“ neigen, rollen Sie um die X-Achse.

Mit diesen Bewegungen wäre die entwicklungsgeschichtlich sehr alte Kombination von Sacculus und Utriculus überfordert. Es wurden also weitere, „modernere“ Sensoren notwendig. Hierfür hat die Natur eine äußerst trickreiche Lösung ersonnen:

Im Prinzip handelt es sich um ein System aus drei ringförmigen Wasserwaagen. Eine für jede der drei Beschleunigungsrichtungen. Diese flüssigkeitsgefüllten Ringe stehen jeweils senkrecht aufeinander. Alle drei Ringe haben eine Verdickung („Ampulle“), in der gemessen wird. Wie im System Sacculus und Utriculus finden sich wieder Nervenzellen (Haarzellen), die mit längeren Fasern *(Stereozilien)* in eine gallertartige Masse *(Cupula)* in die Ringe hineinragen. Nur tragen sie keine Steine auf ihrer Oberfläche.

Sobald der Kopf bewegt wird, dreht sich der Ring mit. Er ist fest mit dem Knochen verwachsen. Die Flüssigkeit aber hängt infolge ihrer Trägheit ein wenig hinterher, und dadurch entsteht ein Flüssigkeitsstrom in den Bogengängen. Dieser verbiegt dann die gallertartige Cupula, und es kommt zu einer elektrischen Entladung in den darunterliegenden Nervenzellen. Der an das Gehirn geleitete Strom dient dann zur Berechnung der Beschleunigung.

Sie können sich einen Bogengang vorstellen wie einen kleinen Hula-Hoop-Reifen, in dem sich Wasser befindet. An einer verdickten Stelle ragen elastische Fasern in das Wasser. Wenn Sie den Ring drehen, werden die Fasern durch den Wasserstrom verbogen. Diese Auslenkung wird gemessen und zur Orientierung verwendet.

Häufige Fehlerquelle:
Die Flüssigkeiten in den Bogengängen, in Sacculus und Utriculus stehen miteinander in Verbindung. So kommt es vor, dass sich einige Steinchen aus Sacculus oder Utriculus in einen der Bogengänge verirren. Dort haben sie eigentlich nichts zu suchen (siehe Seite 34 f.) und können daher einen typischen Schwindel, den sogenannten gutartigen Lagerungsschwindel, auslösen.

EXTREME PRÄZISION

Beim gespannten Beobachten eines Zirkusartisten werden Sie sich vermutlich auch schon gefragt haben: „Wie kann eine solche Körperbeherrschung nur möglich sein?" Ganz zentral dafür ist die unglaubliche Präzision der Beschleunigungssensoren in unserem Innenohr. Sie sind in der Lage, eine Drehbewegung von 5 Tausendstelgrad pro Sekunde (!) zu messen. Anders ausgedrückt: Wenn Sie Ihren Kopf so langsam wendeten, wie sich der Stundenzeiger einer Uhr bewegt, dann registrierte Ihr Innenohr dies immer noch als Rotation!

Die Körperorientierung

Damit wäre die Orientierung im Raum schon ziemlich perfekt. Doch es fehlt noch etwas: hauptsächlich die Information, wo und in welcher Stellung sich Körper und Gliedmaße im dreidimensionalen Raum befinden. Die Präzision unseres Innenohrs nützte uns herzlich wenig, wenn wir nicht wüssten, wie unser Kopf in jedem Augenblick im Verhältnis zum Körper steht.

Dieses Problem wird durch zahllose weitere Sensoren gelöst, die in Muskeln, Sehnen und Gelenken vorhanden sind und so das Gehirn – vor allem das Kleinhirn – über deren exakte Position informieren. Sie werden als „Propriozeptoren“ (von lat. *proprius* „eigen“), als Sensoren für die Eigenempfindung, bezeichnet.

Zu den Propriozeptoren gehören auch die Drucksensoren. Sie informieren beispielsweise über den Druck in Fußsohlen, Gesäß oder Rücken und vermitteln so eine Zusatzinformation über die Körperposition und Beschleunigung. Wenn es auf eine gute Orientierung ankommt – etwa beim Fahrrad beziehungsweise Auto fahren oder beim Steuern eines Flugzeugs – orientieren wir uns daher besonders an unserem „Sitzfleisch“.

Das Gehör – auch ein Teil der Raumorientierung

Natürlich ist das Gehör nicht in erster Linie für die Orientierung im Raum verantwortlich. Dennoch erhalten wir auch über den Schall wertvolle Hinweise. Jeder kann anhand des Raumklangs erkennen, ob er sich in einer weitläufigen Kirche oder in einem winzigen Zimmer befindet. Auch die Entfernung zur nächsten Wand können wir mit einiger Übung am Echo der Schritte erkennen. Gerade für Blinde ist diese Art der Orientierung lebenswichtig, und die Fledermäuse haben diese „Echoortung“ bis zur Perfektion entwickelt.

Die Augen – der vestibulo-okuläre Reflex

Die Augen sind natürlich für die Raumerfassung von zentraler Bedeutung. Die allermeisten Menschen nehmen ihre Umwelt vor allem optisch wahr. Dabei gibt es jedoch ein wesentliches Problem, dessen wir uns in Regel nicht bewusst sind: Wenn Sie jetzt einmal den Kopf kräftig schütteln und ihn drehen, dann wird das Bild, das Sie wahrnehmen, etwas instabil. Dennoch wissen Sie, dass der Raum um Sie herum unverändert ist. Dieses Phänomen nennt man „Raumkonstanz“.

Wie einzigartig und lebenswichtig diese Raumkonstanz ist, können Sie auch anhand der folgenden Überlegung erkennen: Während Sie diese Zeilen lesen, bewegen sich Ihre Augen von links nach rechts die Zeilen entlang. Gleichzeitig vollführen sie auch kleine unkontrollierbare Zitterbewegungen (einen sogenannten physiologischen Nystagmus, siehe Seite 24). Außerdem können die Augäpfel sogar rotieren. Deswegen ist es möglich, sogar im Gehen oder während einer Autofahrt zu lesen. Und trotz dieser komplexen Abläufe bleibt klar, dass nicht die Umwelt in Bewegung ist, sondern wir selbst.

Welche Leistung dies darstellt, wird deutlich, wenn Sie an eine Kamera denken, die von einem zitternden Kameramann bedient wird, der auf einem wackeligen Fahrrad über unebenes Gelände fährt und dabei die Kamera beständig dreht und schwenkt. Wenn Sie sich so einen Film ansehen müssten, würde Ihnen vermutlich speiübel. Wie löst unser Körper dieses Problem, das auch die technisch aufwendigsten Stabilisierungssysteme modernster Filmkameras überfordern würde?

Die Lösungsformel nennt sich VOR, was für „vestibulo-okulärer Reflex" steht und kurz gefasst Folgendes bedeutet: Sowohl die Augenmuskeln als auch die Bogengänge haben eigene, ihnen zugeordnete Nervenkerne im Gehirn. Sie sind deren Steuerungszentren. Zwischen den jeweiligen Kernen bestehen nun äußerst innige Verbindungen. Sobald der Kopf in die eine Richtung gedreht wird, bewegen sich die Augen automatisch in die andere Richtung. Ergebnis: Das Bild der Umwelt bleibt konstant. Das Ganze funktioniert auch bei der Neigung zur Seite. Jetzt drehen sich die Augen sogar in ihren Höhlen, was beim Menschen nur schwer, bei Katzen mit ihren schlitzförmigen vertikalen Pupillen allerdings recht gut zu beobachten ist.

Wie wichtig dieser Reflex ist, zeigt sich, wenn Sie einen Blick auf die „Hardware" in unserem Gehirn werfen: Lediglich zwei bis drei Schaltstellen (Synapsen) liegen zwischen den Nervenkernen für Augenmuskeln und Bogengänge. Der Hauptvorteil der direkten Verbindung besteht in ihrer unglaublichen

Schnelligkeit. Vom Beginn der Kopfbewegung bis zur Korrektur der Augenbewegung vergehen gerade einmal 16 Millisekunden!

Der VOR wird wegen seiner zentralen Bedeutung oft von Neurologen, HNO-Ärzten oder Augenärzten geprüft. Bei der einfachsten Untersuchung schaut der Patient dem Arzt auf die Nasenspitze, während dieser dessen Kopf leicht schüttelt („Nein"). Trotz der schnellen Kopfdrehung bleiben die Augen des Patienten dank VOR geradeaus stabilisiert. Der Patient schaut dem Arzt immer noch auf die Nase. Sie können das auch selbst überprüfen, wenn Sie sich vor einem Spiegel tief in die eigenen Augen blicken. Beim Kopfschütteln können Sie beobachten, wie Ihre Augen die Position halten. Das geht auch in der Vertikalen. Nicken Sie mit dem Kopf („Ja"). Auch jetzt bleiben Ihre Augen in der Horizontalen.

Die Beweglichkeit der Augen ist naturgemäß begrenzt. Wenn Sie den Kopf um 90 Grad zur Seite drehen, können Sie Ihre Pupillen nicht so weit mitbewegen. Und auch für dieses Problem hat sich die Natur etwas einfallen lassen: Das Auge wird bis zum Anschlag nachgeführt, dann springt es blitzschnell in die entgegengesetzte Richtung, sucht sich dort ein neues feststehendes Bild und folgt wieder langsam diesem neuen visuellen Eindruck. Die schnelle, ruckartige Korrekturbewegung nennt man – wie oben schon erwähnt – „Nystagmus".

Dieser Nystagmus kann alleine vom Innenohr aus gesteuert werden („vestibulärer Nystagmus"). Auch wenn Sie von diesem Reflex bewusst bisher wenig mitbekommen haben, so ist er doch tief in unserer Biologie verankert. Selbst bei völliger Dunkelheit und sogar bei geschlossenen Augen wird dieser Nystagmus durch eine Kopfdrehung unwillkürlich ausgelöst.

Um es noch einfacher auszudrücken: Falls Sie als Kind eine Puppe mit Schlafaugen hatten, dann kennen Sie bereits eine Form des vertikalen Nystagmus. Wenn Sie die Puppe nach hinten neigten, schlossen sich ihre Augen automatisch (sogenanntes Puppenkopf-Phänomen).

Eine weitere Art der Augennachführung ist Ihnen wahrscheinlich ebenso geläufig: Wenn Sie bei einer Bahnfahrt genau die Augen eines Menschen beobachten, der aus dem Fenster hinaussieht, können Sie eine Kombination aus langsamer und schneller Augenbewegung erkennen. Die Augen folgen einem Gegenstand, so lange es geht, dann springen sie ruckartig in Fahrtrichtung nach vorne. Das funktioniert auch dann, wenn Sie den Kopf vollständig ruhig halten. Das Gleichgewichtsorgan ist in diesem Fall nicht beteiligt. Dieser Nystagmus wird allein durch die sich verschiebenden Bilder ausgelöst („optokinetischer Nystagmus" oder „Eisenbahn-Nystagmus").

Auch die Körperinformation ist für die Wahrnehmung wichtig. Dies können Sie leicht mit folgendem Experiment nachvollziehen: Halten Sie das Buch, das Sie gerade lesen, ruhig in den Händen und bewegen Sie *den Kopf* langsam etwa 30 Grad nach unten und oben. Sie werden feststellen, dass Sie den Text dabei relativ gut lesen können (Abb. 5).

Halten Sie nun den Kopf ruhig und bewegen Sie *das Buch* um den gleichen Winkel nach oben und nach unten. Dadurch wird die Lektüre schon schwieriger (Abb. 6).

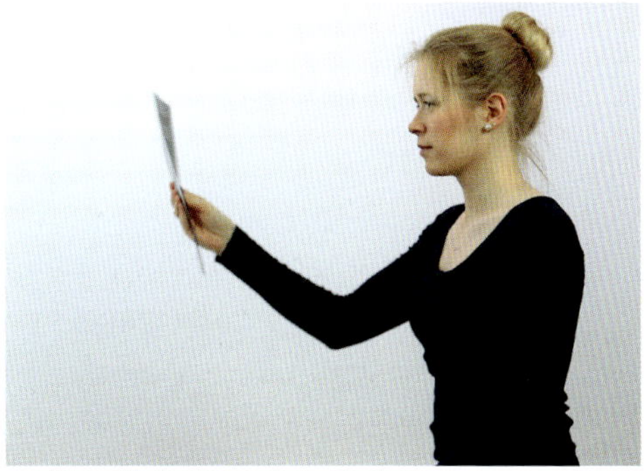

Abb. 5

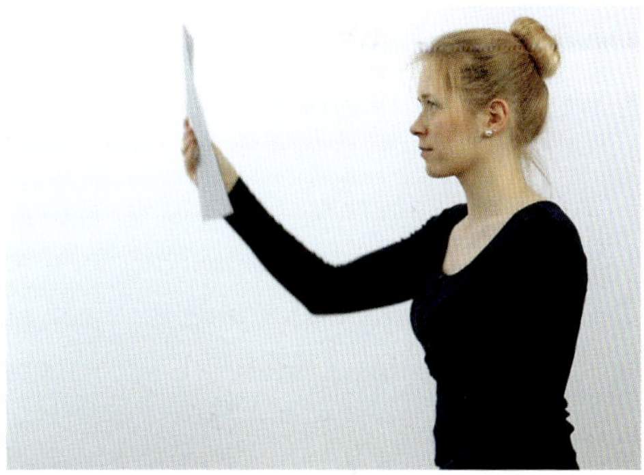

Abb. 6

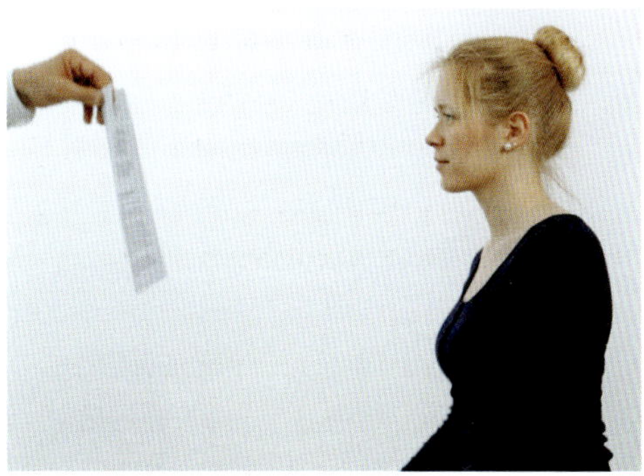

Abb. 7

Bitten Sie nun einen Partner, *das Buch* im gleichen Abstand hoch und runter zu bewegen, während Sie Ihren Kopf ruhig halten. So ist das Lesen praktisch unmöglich (Abb. 7).

In allen drei Beispielen ist die Relativbewegung zwischen Buch und Auge unverändert. Im ersten Fall liefern Ihnen jedoch Ihr Vestibularorgan, die Nackenmuskeln und auch die Position Ihrer Arme wichtige Information zur Position des Buchs. Beim zweiten Versuch erhalten Sie lediglich durch die Armstellung einen entsprechenden Hinweis, und im dritten Fall fehlt Ihnen jegliche Körperinformation.

Tipp: *Weitere Filme finden Sie unter www.weiss.de/schwindel-ohne-befund*

Gleichgewicht und Muskelreflexe

Mit dem vestibulo-optischen Reflex (VOR) haben Sie bereits einen äußerst wichtigen Mechanismus kennengelernt, ohne den die „Raumkonstanz“ unmöglich wäre. So können Sie beispielsweise beim Gehen oder gar Joggen klar unterscheiden, ob Sie sich gerade bewegen oder ob Ihre Umwelt merkwürdige hüpfende Bewegungen vollführt. Wenn Vestibularorgan und Augen nicht ausreichend gekoppelt sind, dann ist genau das der Fall (Stichwort „Vestibulopathie“, siehe Seite 53 ff.).

Darüber hinaus steuert das Vestibularorgan noch weitere Reflexe:

- Stehreflexe, die dazu dienen, eine bestimmte Körperhaltung (Stehen, Bücken) zuverlässig einzuhalten.
- Stellreflexe, die uns helfen, aus ungewöhnlichen Positionen in eine normale Körperhaltung zurückzukehren.
- Statokinetische Reflexe, die uns ermöglichen, wieder ins Gleichgewicht zu finden, wenn wir springen, gestoßen werden oder zu fallen drohen. So bewegen Sie beispielsweise reflektorisch die Arme nach vorne, wenn Sie stürzen. Besonders deutlich können Sie diese Reflexe bei Katzen beobachten, die aus dem Fall immer auf ihren Pfoten landen.

Die Bewegungskontrolle

Hoffentlich wird Ihnen angesichts der Komplexität all dieser Vorgänge nicht schon beim Lesen schwindlig! Es kommt nämlich noch komplizierter: Wenn Sie eine Seite dieses Buchs umblättern, dann organisieren Ihr Arm und Ihre Hand das ganz selbstverständlich. Doch dahinter verbirgt sich einiges an Regelwerk. Schauen wir uns das einmal Schritt für Schritt an.

Am Anfang steht der Entschluss: ‚Ich möchte eine Seite umblättern'. Dieser Befehl geht an motorische Zentren im Gehirn, die nun zahlreiche Unterbefehle erstellen, die darauf abzielen, welcher Muskel, welches Gelenk sich um soundso viele Zentimeter bewegt. Am Ende werden Dutzende von Muskeln aktiviert und gleichzeitig auch deren Gegenspieler, damit die Bewegung flüssig erfolgt und auch rechtzeitig wieder gebremst werden kann.

Diese Vielzahl von Aktionen wird von unzähligen Sensoren registriert und an das Gehirn zurückgemeldet. Dieses kann dank des Feedbacks überprüfen, ob die Aufgabe erfolgreich erledigt wurde. So können Sie mit geschlossenen Augen eine Buchseite umblättern und schließen aus der widerspruchsfreien Rückmeldung Ihrer Wahrnehmung, dass dies auch funktioniert hat.

So weit, so gut, aber auch so langsam! Einmal vom Gehirn bis hinunter zur Hand und dann wieder zurück – das kostet Zeit, genau 40–60 Millisekunden. Beim Lesen spielt das keine Rolle, aber in anderen Situationen kommt es sehr wohl darauf an, wirklich schnell zu sein. Stellen Sie sich vor, Sie rutschen auf einem glatten Untergrund aus – bei der genannten Reaktionsgeschwindigkeit lägen Sie längst auf der Nase.

Auch hier hat die Natur eine erstaunliche Lösung ausgetüftelt: Das Gehirn schickt zusätzlich zu dem eigentlichen Befehl gleichzeitig ein Duplikat davon an tiefere Hirnregionen, vor allem an Kleinhirn und Hirnstamm. Bei der Ausführung werden die rücklaufenden Impulse aber nicht den weiten Weg bis zum Großhirn transportiert, sondern bereits auf den unteren Ebenen registriert und dort mit dem Befehlsduplikat verglichen. Passen die rücklaufenden Signale dazu, ist alles o. k., und eine Rückmeldung nach oben wird unterdrückt.

Unser Gehirn befindet sich also in der Situation eines Befehlshabers, der seinen Untergebenen ständig Anweisungen erteilt. Hört er nichts mehr, kann er davon ausgehen, dass alles zu seiner Zufriedenheit erledigt wurde. Indem es auf diese Weise verfährt, erspart sich das Großhirn unnötige Arbeit, und die Entscheidungskette wird kürzer und schneller. Übernehmen Kleinhirn und Rückenmark die Ausführungskontrolle, werden wir so richtig schnell (10–20 Millisekunden)!

Für häufig ablaufende Bewegungsmuster werden im Kleinhirn zugehörige Modelle entwickelt und gespeichert. Wenn es also wirklich zügig gehen muss (Turnen, Springen, Jonglieren) oder gar auf Sekundenbruchteile ankommt (Gegenbewegung beim Ausrutschen oder gar die Flucht vor einem Tigerangriff), muss die Kontrolle an Kleinhirn & Co. abgegeben werden.

Doch was passiert, wenn die Rückmeldungen nicht zum Duplikat des Befehls passen, wenn also – wie in unserem Beispiel – die Buchseiten störrisch sind? Dann müssen die höheren Hirnregionen informiert werden. Jetzt ist das Expertenwissen des Großhirns gefragt. Wie gehe ich mit störrischen Seiten um? Wenn das einige Male geübt wurde, wird das Modell des Kleinhirns um das Modul „Umblättern störrischer Seiten“ erweitert, und in Zukunft hat das Großhirn auch in solchen Situationen Ruhe. Es kann sich um Wichtigeres kümmern, zum Beispiel um das Verständnis dieses Texts.

Die Bewegungskontrolle von Routineabläufen wird also im Normalfall an untergeordnete Zentren delegiert. Das macht uns schneller und schützt uns vor „Informationsmüll“. Voraussetzung ist, dass wir den Ablauf „wie im Schlaf“ beherrschen. Diese Art von Bewegungsmuster wird mit dem Begriff „Vorwärtsmodell“ bezeichnet, und dadurch werden Routinebewegungen äußerst effektiv. Wenn ein Tennisspieler beispielsweise beim Aufschlag ein Ass schlagen will, muss er seine Bewegungskoordination möglichst weitgehend an diese schnellen Hirnteile abgegeben haben.

In ungewohnten Situationen funktioniert das naturgemäß nicht. Bereits bei einem neuen Tennisschläger muss der Spieler sein inneres Modell erst der Physik des Schlägers anpassen. Um das Bewegungsmuster zu verändern, müssen die Rückmeldungen jetzt bis zum Großhirn gelangen, wo sie anschließend überprüft und leicht modifiziert werden. So entsteht bald ein neues Set von Bewegungsabläufen. In jeder Lernphase wird der Bewegungsablauf naturgemäß langsamer und störanfällig, bis die unteren Hirnabschnitte ihre Hausaufgaben gemacht haben. Man spricht bei diesem Vorgang von einem „Rückwärtsmodell" oder *„inverse model"*.

Was hat das Ganze nun mit Schwindel zu tun? Stellen Sie sich vor, Sie sollten auf einem etwa 30 Zentimeter breiten Streifen auf einer Straße entlanggehen, einem Streifen vielleicht so breit wie eine Fahrbahnmarkierung. Vermutlich würde Ihnen das keine großen Schwierigkeiten bereiten, und Sie könnten zügig darauf laufen, vielleicht sogar joggen. Stellen Sie sich nun vor, Sie müssten auf einer gleich breiten, aber sehr hohen Mauer gehen. Jetzt wären die Schwierigkeiten ungleich größer. Sie wären unsicherer, viel langsamer – und von auf der Mauer Joggen mal ganz zu schweigen!

Warum? Ihr Körper hat vom Vorwärts- in das Rückwärtsmodell umgeschaltet. In unserem Beispiel ist das Sturzrisiko der Grund für das Umschalten. Ähnliches gilt auch für andere Situationen, in denen das Risiko minimiert werden soll. Vor dem Start eines Flugzeugs beispielsweise werden Checklisten abgearbeitet. Alle wichtigen Punkte werden aufgerufen, erledigt und laut bestätigt. Das ist zwar zeitraubend, sorgt aber für Sicherheit.

Wann immer es um Sicherheit geht, wird also vom „Vorwärtsmodell" auf das verlässlichere „Rückwärtsmodell" umgeschaltet. Beim phobischen Schwankschwindel (siehe Seite 99 ff.) kommt dieser Tatsache eine enorme praktische Bedeutung zu.

Schwindel als Konflikt

Zugegeben, das Ganze klingt reichlich kompliziert, und Sie müssen sich wirklich nicht alles merken. Aber vielleicht konnten Sie auf den letzten Seiten erkennen, wie viel Hard- und Software in Ihnen reibungslos zusammenarbeiten müssen, allein damit Sie dieses Buch in den Händen halten und die Seiten umblättern können.

Gleichgewicht ist dann vorhanden, wenn die Informationen aus allen Systemelementen nahtlos ineinandergreifen. Dieser Zustand ist so selbstverständlich, dass wir dabei keine spezielle Empfindung haben. Es ist eben „normal“. Doch komplexe Systeme sind naturgemäß auch störanfällig. Einzelne Sensoren können zu viel, zu wenig oder gar nichts melden. Dann widersprechen sich die Daten. So führen widersprüchliche Informationen der Raumorientierung zu dem Phänomen „Schwindel“. Es handelt sich folglich um einen Wahrnehmungskonflikt, der im Englischen als *mismatch*, das bedeutet „nicht zusammenpassende“ Sinneseindrücke bezeichnet wird.

Was für einen Schwindel habe ich?

Schwindel ist keine Diagnose, sondern ein Symptom. Letztlich können alle Sensoren miteinander in Widerstreit geraten. Daraus entstehen unterschiedliche Fehlinformationen mit charakteristischen Beschwerdemustern, wie etwa Dreh-, Schwank- oder Liftschwindel. Durch die jeweilige Konstellation aus Beschwerden, Befunden und Untersuchungsergebnissen lassen sich die Ursachen eingrenzen, und auf dieser Basis kann man die korrekte Diagnose stellen.

Wenn nur ein einziges Element ausgefallen ist, dann sind die Krankheitsbilder meist klar umgrenzt. Doch in der Realität treten häufig Mischbilder auf, und somit gestaltet sich die Diagnose schwieriger. Daher möchte ich Ihnen alle häufigen Schwindelarten vorstellen – auch wenn der Schwerpunkt dieses Buchs auf dem „Schwindel ohne Befund“ liegt. Sie erhalten so eine erste Orientierung, auf welchen Schwindel oder welche Kombinationen von Schwindelarten Ihre Beschwerden möglicherweise zurückgehen. Dass die Lektüre und die daraus ableitbaren Erkenntnisse nicht den Gang zum Arzt ersetzen, versteht sich von selbst.

Ebenso finden Sie bei den Krankheitsbildern Therapiemaßnahmen, die gezielt nur bei dieser einen Art von Schwindel angezeigt sind. Daneben gibt es jedoch auch Übungen, die bei praktisch allen Schwindelursachen helfen können. Der Übungsteil enthält daher ein systematisches Programm, das Sie stufenweise wieder zu einem besseren Gleichgewicht zurückführen soll.

WAS HÄNSCHEN NICHT LERNT

Wie bedeutsam das Vestibularorgan für uns Menschen ist, erkennt man auch an seiner frühen Entwicklung. Bereits in der neunten Schwangerschaftswoche beginnt die Differenzierung, und im fünften Monat ist alles fertig. Das werdende Kind kann weitere vier Monate mit einem ausgereiften Gleichgewichtsorgan trainieren.

Einmal auf der Welt, lieben es Babys, herumgetragen, in die Luft gehoben oder sogar geworfen zu werden. Ob Schaukelstuhl, Wiege oder Hängematte – Bewegung regt an und beruhigt, je nach Kontext. Kleinkinder sind beständig auf der Suche nach motorischen Herausforderungen. Bobby Car, Roller, Trampolin und Fahrrad fördern die komplexe Organisation von Gleichgewichtsorgan und Bewegungsapparat. Immer weiter entwickeln und spezialisieren sich diese Fähigkeiten beim Stelzengehen, Seiltanzen, Skifahren, Klettern, vielleicht sogar beim Jonglieren oder Einradfahren.

Kurz: Die motorische Entwicklung eines Kindes ist aufs Engste mit der Ausbildung seines Gleichgewichts gekoppelt. Dabei zeigt die Forschung, dass Körperbeherrschung eng mit Lernfähigkeit und Intelligenz verknüpft ist. Anders ausgedrückt: Mit den Jonglierkünsten werden auch die Mathenoten besser!

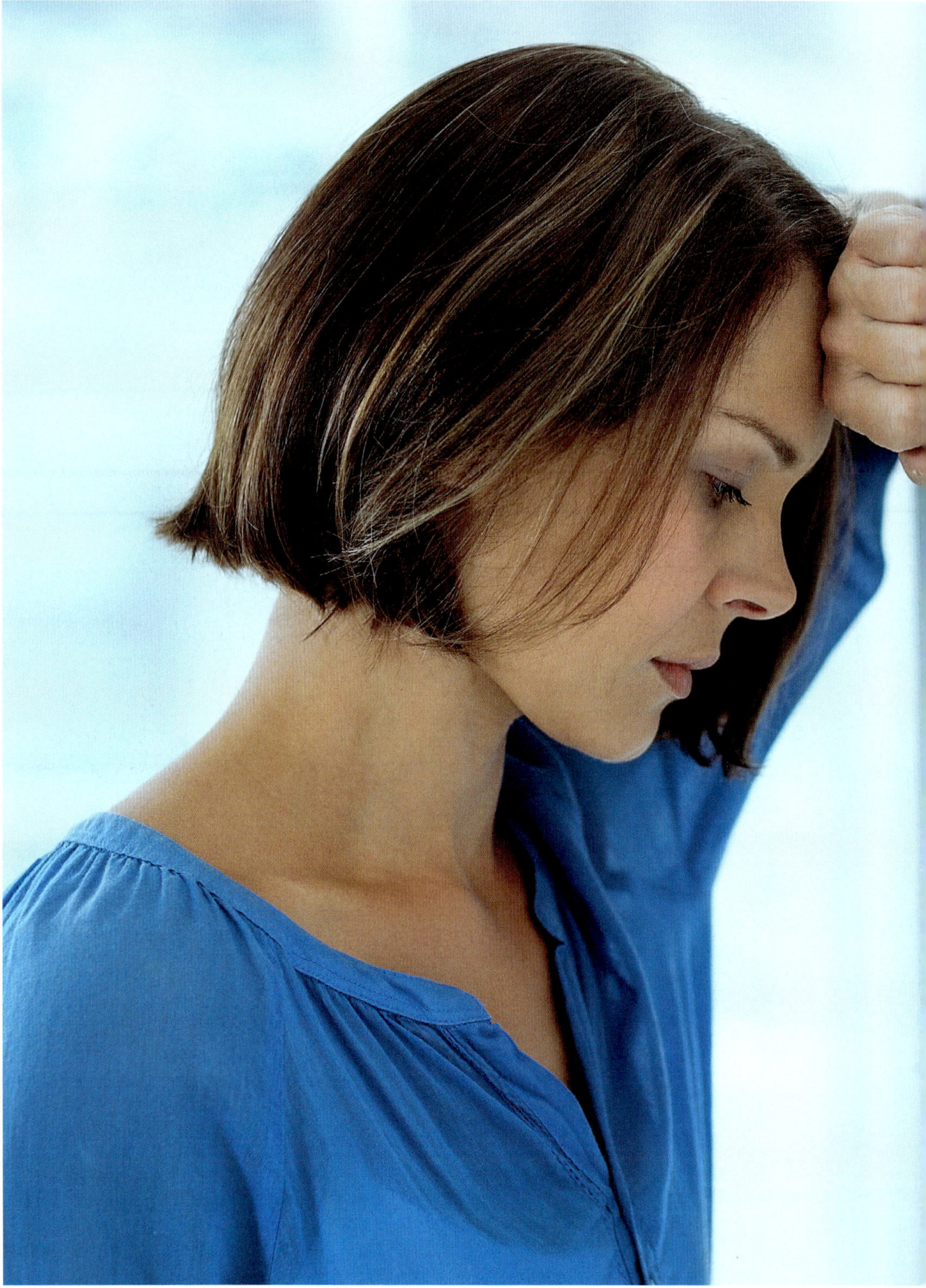

Kapitel 2

ORGANISCHE STÖRUNGEN DES GLEICHGEWICHTS

Für unser Sehen, Hören, Riechen und Schmecken ist jeweils ein einziges Organ verantwortlich. Fällt es aus, werden wir blind, taub oder können keinen Duft oder Geschmack mehr wahrnehmen. Auch für unser Gleichgewicht ist ein bestimmtes Organ zuständig: das Verstibularorgan. Doch anders als bei den anderen Wahrnehmungen reicht sein Funktionieren allein nicht aus. Die vollständige Raumorientierung gelingt nur, wenn gleichzeitig weitere Sinne intakt sind und sich reibungslos miteinander austauschen können. Ist nur eines der Organe oder ihr Zusammenspiel beeinträchtigt, bewirkt das erst einmal die gleiche Empfindung: Schwindel! Doch je nach der „Fehlerquelle“ zeigen sich dabei kleine Unterschiede und auch unterschiedliche Begleitsymptome. So lassen sich verschiedene Störungen voneinander abgrenzen.

Gutartiger Lagerungsschwindel

Es kommt manchmal wie aus heiterem Himmel: Meist beim Aufstehen, mitten in der Nacht oder am Morgen scheint die Welt plötzlich über einem einstürzen zu wollen. Alles dreht sich! An Gehen ist gar nicht zu denken. Übelkeit und Erbrechen können dazukommen. Doch nach 10, 20 oder 30 Sekunden, manchmal auch erst nach einer endlos langen Minute, ist alles vorbei. Nur die wackligen Knie bleiben.

Mit diesen Beschwerden beginnt der gutartige Lagerungsschwindel, auch *benigner* („gutartiger"), *paroxysmaler* („anfallsweiser") Lagerungsschwindel oder kurz „BPLS" genannt. Die rätselhafte und bedrohlich erscheinende Attacke löst bei den Betroffenen große Angst oder gar Panik aus. „Was war das?" und „Wird es wieder passieren?", fragen Sie sich voller Sorge.

Als „gutartig" wird der Schwindel bezeichnet, weil die Beschwerden in aller Regel nur von kurzer Dauer sind, in vielen Fällen ohne Therapie von alleine abklingen und keine schwerwiegende Erkrankung dahintersteckt. Bei nicht wenigen Menschen treten die Schwindelattacken allerdings im Zusammenhang mit bestimmten Körperhaltungen immer wieder auf, etwa beim Liegen auf einer Seite oder beim Blick schräg nach oben (etwa beim Einräumen des Küchenschranks).

Ursachen

Wie bereits ausgeführt, liegen auf den Sensoren für die Linearbeschleunigung (Utriculus und Sacculus) kleine Steinchen, um die Messgenauigkeit zu erhöhen (siehe Seite 18). Die kalkhaltigen Ohrsteinchen werden auch als „Statolithen", „Otolithen" oder „Otokonien" bezeichnet. Diese Steinchen sitzen ausschließlich auf den Sensoren für oben/unten beziehungsweise links/rechts. Die Bogengänge für die Winkelbeschleunigung kommen ganz ohne zusätzliche Beschwerung aus. Beide Systeme stehen durch eine Flüssigkeit (die sogenannte Endolymphe) miteinander in Verbindung.

Vielleicht erinnern Sie sich an meine Darstellung, dass auf jedem der Organe für die Linearbeschleunigung rund 20.000 Steinchen liegen. Da kann es schon vorkommen, dass einige der Steinchen bis in die Bogengänge gelangen, wo sie nichts zu suchen haben.

Gerät ein einzelner Stein auf Abwege, ist das nicht weiter tragisch, denn er löst sich nach einigen Wochen von alleine auf. Wenn es jedoch sehr viele Steinchen sind und sie kleine Häufchen bilden, können sie dadurch den freien Strom der Endolymphe stören. Das ist vor allem nachts oder nach längerer Ruhe der Fall, dann häufen sich die Steinchen an einer Stelle in den Bogengängen an. Solange die Otolithen dort ruhig liegen, merken Sie nichts davon. Doch bei Kopfbewegungen verrutschen die Steinchen und bringen die Flüssigkeit in den Bogengängen in eine unnatürliche Bewegung, die von den sensiblen Haarzellen aber als „normale" Kopfbewegung/Drehung des Kopfs interpretiert wird. Dementsprechend wird über den vestibulo-okulären Reflex den Augen der Befehl erteilt: „Ausgleichsbewegungen durchführen!" Die Augen bewegen sich also so, als würde sich der Kopf drehen. Dieser Nystagmus lässt sich von außen beobachten.

Da die anderen Bogengänge – insbesondere die auf der anderen Seite – von dieser Bewegung nichts mitkriegen, kommt es zu einem *mismatch*, einem Widerspruch in der Bewegungswahrnehmung. Das Ergebnis: Ein massiver Drehschwindel, der sich erst verstärkt, sein Maximum erreicht und schließlich wieder abklingt, sobald sich die Steinchen (und damit die künstliche Strömung) in den Bogengängen wieder beruhigt haben. Nach 30 Sekunden (maximal 60) ist der ganze Spuk vorbei. Doch diese Sekunden scheinen sich unerträglich in die Länge zu ziehen!

Theoretisch können alle drei Bogengänge von den unerwünschten Steinchen bevölkert werden. Aufgrund unserer Anatomie wird jedoch ganz überwiegend der hintere davon heimgesucht und irritiert. Den horizontalen Bogengang „erwischt" es seltener und den vorderen praktisch nie.

Häufigkeit

Der gutartige Lagerungsschwindel ist die häufigste Schwindelart. Angeblich leidet jeder dritte Mensch irgendwann im Leben zumindest einmal darunter. Es ist ein Beschwerdebild vorwiegend des höheren Lebensalters, wobei Frauen etwas häufiger betroffen sind. Neben dem Alter und dem weiblichen Geschlecht begünstigen Verletzungen, Unfälle, Entzündungen, Migräne, Osteoporose und lange Bettruhe das Auftreten dieses Schwindels.

Diagnostik und Fehldiagnosen

Der Lagerungsschwindel ist eigentlich nicht schwer zu diagnostizieren. Die Beschwerden sind überaus typisch. Vor allem folgende Merkmale deuten darauf hin:

- Plötzliches Auftreten nach Lagewechsel oder Kopfbewegung (häufig nach schräg oben)
- Kurze Dauer (< 1 Minute)
- Weitgehende Beschwerdefreiheit zwischen den Anfällen
- Provokation der Beschwerden durch entsprechende Lagerung
- Nachlassen des Schwindels nach wiederholter Provokation, wenn die Otolithen ihren falschen Platz verlassen haben und nicht länger stören

Sicherheit über die korrekte Diagnose gibt erst eine genaue Untersuchung.

Die Provokation des Lagerungsschwindels

Sie können den typischen Schwindel durch eine einfache Lagerungsübung selbst provozieren. Das ist zwar nicht angenehm, liefert aber einen schnellen diagnostischen Hinweis. Wobei es sinnvoll ist, dass Sie diesen Test nicht alleine durchführen und nötigenfalls das Befreiungsmanöver gleich anschließen.

Test für den hinteren rechten Bogengang: Dabei setzen Sie sich auf die Untersuchungsliege, lassen die Beine hängen und drehen Ihren Kopf im Sitzen um 45 Grad nach links. Sie halten diese Kopfposition, und der Untersucher legt Sie dann vorsichtig mit dem Oberkörper auf die rechte Seite. Nach einer kurzen

Verzögerung treten dann der Drehschwindel und das Augenzittern (Nystagmus) auf, sofern dieser Bogengang „steinreich" sein sollte. Entsprechend umgekehrt: Lagerung auf der linken Seite und Blick nach rechts, um den *hinteren linken Bogengang* zu provozieren. Der betroffene Bogengang liegt also jeweils unten.

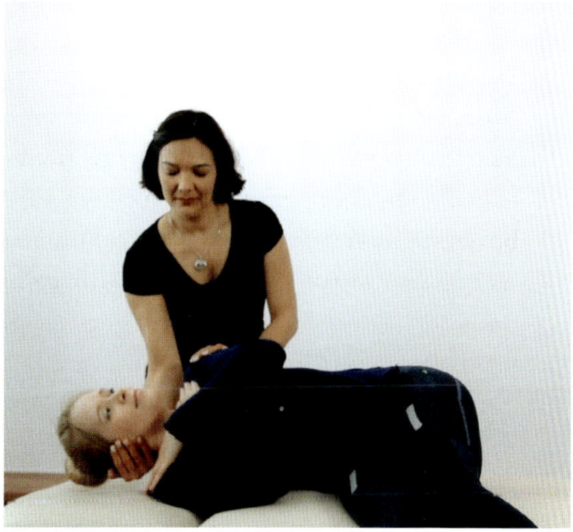

Abb. 8

Alternativer Test für den hinteren Bogengang: Sie setzen sich aufrecht mit ausgestreckten Beinen auf eine Liege. Der Kopf wird um 45 Grad zur Seite des entsprechenden Bogengangs gedreht. Dann legen Sie sich zügig zurück und lassen den Kopf um etwa 20 Grad überstreckt nach hinten hängen. Auch jetzt kommt es vielleicht wieder zu Schwindel und Augenzittern. Sie können Ihren Kopf auch über ein festes Kissen nach hinten überstrecken.

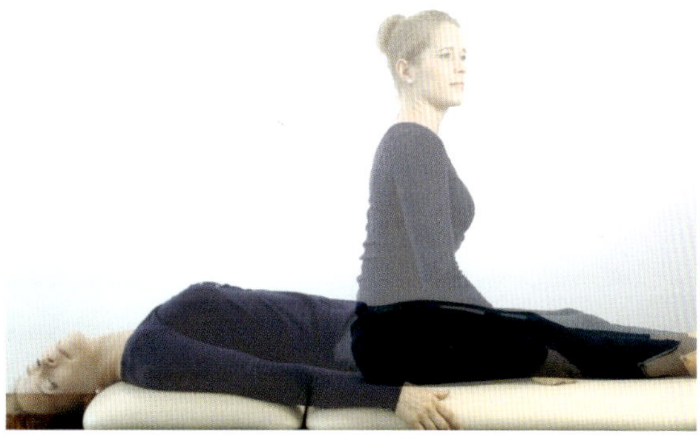

Abb. 9

Test für den horizontalen Bogengang: Dazu legen Sie sich auf eine Liege, während Ihr Kopf schnell von links nach rechts und anschließend wieder zurück gedreht wird. Auch dies löst rasch Schwindel und anhaltendes Augenzittern (20 bis 60 Sekunden) aus, insbesondere bei der Bewegung zur betroffenen Seite.

Die Therapie: Kurz, aber heftig!

Die Therapie des gutartigen Lagerungsschwindels lässt sich mühelos aus seiner Entstehung herleiten: Die Steinchen müssen aus den Bogengängen wieder heraus! Dazu ist kein operativer Eingriff, sondern nur ein geschickter Bewegungsablauf nötig, bei dem die Bogengänge von den unerwünschten „Ansiedlern" befreit werden. Daher heißt die Übung auch „Befreiungsmanöver". Obwohl das unkompliziert und ungefährlich ist, braucht es dennoch etwas Überwindung, da während der Übung notgedrungen Schwindel auftritt und auch kurz danach eine gewisse Gangunsicherheit bestehen kann. Sie sollten daher die Übungen nicht alleine durchführen und im Anschluss auch nicht selbst Auto fahren.

1. Befreiungsmanöver für den hinteren Bogengang nach Semont

Was Sie dazu brauchen, ist ein Bett ohne Kissen. Achten Sie darauf, die Pausen zwischen den einzelnen Übungsabschnitten einzuhalten. Die richtige Zeitdauer erkennen Sie jeweils am Nachlassen des Schwindels. Wenn der Schwindel länger anhält als die angegebene durchschnittliche Zeit, warten Sie einfach ruhig ab. Denn wenn Sie sich zu schnell oder unkontrolliert bewegen, dann vollführen die Steinchen eine Art „Schneegestöber" und gelangen nicht dorthin, wo sie hingehören, was bedeutet, dass die Übung wirkungslos war.

Sie beginnen genauso, wie beim Provokationsversuch beschrieben. Setzen Sie sich also aufrecht auf eine Couch oder ein Bett. Ihre Füße hängen nach unten. Drehen Sie Ihren Kopf um 45 Grad nach links.

Legen Sie sich dann mit dem Oberkörper auf die rechte Seite, wobei der Kopf weiterhin in der 45-Grad-Position gehalten wird und zur oberen Schulter zeigt. Wenn jetzt Schwindel auftritt, liegen Sie richtig! Wenn nicht, führen Sie den Versuch spiegelbildlich durch.

Nun heißt es, im Liegen zu warten, bis sich die Steinchen gesetzt haben und dadurch der Schwindel nachlässt. Das dauert meist etwa 30 Sekunden. Ihr Kopf bleibt immer noch zur oberen Schulter gedreht.

Jetzt kommt der entscheidende Moment: Ihr Körper wird so schnell wie möglich auf die andere Seite gedreht und landet dort mit Schwung. Entscheidend für den Erfolg ist die Beibehaltung der 45-Grad-Kopfhaltung! Ihr Kopf zeigt also die ganze Zeit in Richtung Schulter. Sie landen somit auf einer Stelle zwischen Wange und Nase auf der Unterlage. Bleiben Sie etwa 30 Sekunden in der neuen Position liegen, bis sich der eingetretene Schwindel beruhigt hat.

Nun setzen Sie sich auf und bleiben etwa drei Minuten gerade sitzen, damit die Steinchen wieder ihren angestammten Platz einnehmen können. Ihr Kopf kann jetzt nach vorne gerichtet werden.

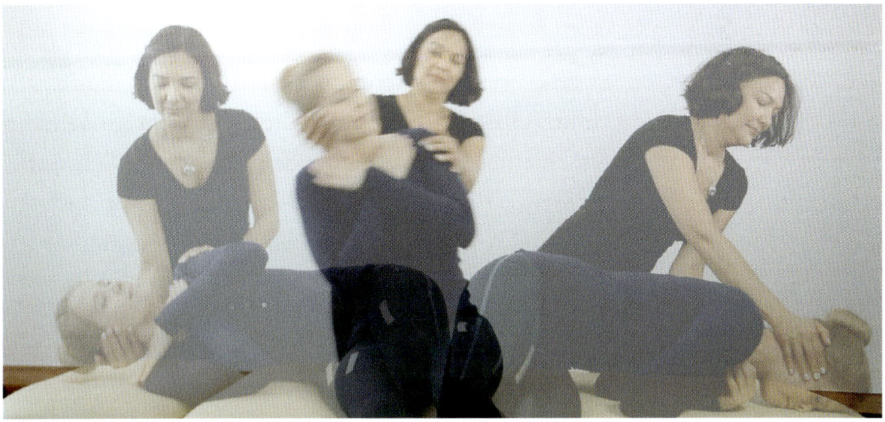

Abb. 10: Die einzelnen Schritte des „Befreiungsmanövers" für den hinteren Bogengang (nach Semont)

Diese Übung und auch die folgenden Übungen sollten 2–3 Mal hintereinander durchgeführt werden und – falls nötig – auch mehrmals täglich. In aller Regel ist das Befreiungsmanöver schnell erfolgreich und führt in der Mehrzahl der Fälle (über 90%) bereits nach einer oder wenigen Anwendungen zum Nachlassen der Beschwerden oder sogar schon zur völligen Beschwerdefreiheit.

Viele fühlen sich unmittelbar nach dem Manöver gangunsicher. Eine Erklärung könnte sein, dass die „befreiten" Ohrsteinchen jetzt zusätzlich auf Sacculus und Utriculus lasten und sich die Sensoren folglich neu kalibrieren müssen.

2. Befreiungsmanöver für den hinteren Bogengang nach Epley

Dieses Verfahren ist noch einfacher durchzuführen und vor allem für ältere oder weniger bewegliche Personen gut geeignet.

Bei diesem Bewegungsablauf sollten Sie im Liegen den Kopf leicht nach hinten geneigt halten. Das geht am Ende einer Liege oder mit einem festen Kissen unter dem Nacken. Die hier beschriebene Übung zielt auf die Befreiung von einer Irritation des linken Bogengangs. Ist bei Ihnen der rechte Bogengang betroffen, führen Sie sie bitte spiegelbildlich durch.

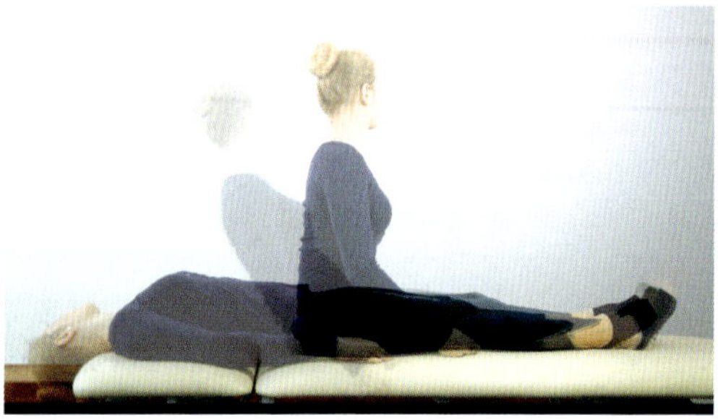

Abb. 11: Der Bewegungsablauf des „Befreiungsmanövers" für den hinteren Bogengang (nach Epley) in Einzelschritten

Setzen Sie sich aufrecht hin, drehen Sie den Kopf um 45 Grad zur linken Seite und legen Sie sich dann mit dem Oberkörper und dem weiterhin gedrehten Kopf flott auf die Liege zurück, wobei Ihr Kopf über ein Kissen oder die Kante der Liege nach hinten überstreckt wird. Wenn jetzt Schwindel auftritt, haben Sie die richtige Seite gewählt. Wenn nicht, wiederholen Sie die Übung mit der Kopfdrehung zur anderen Seite.

Warten Sie etwa 30 Sekunden ab, bis der Schwindel abgeklungen ist.

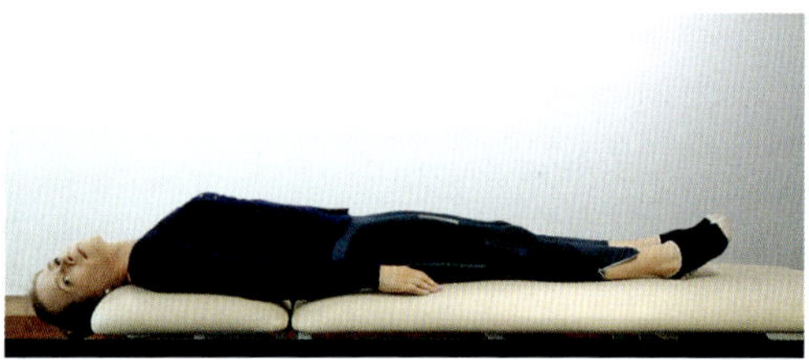

Abb. 12

Nun wird der Kopf schnell um 90 Grad auf die andere – in diesem Fall die rechte – Seite gedreht. Die Geschwindigkeit der Drehung ist dabei entscheidend! Warten Sie auch hier wieder etwa 30 Sekunden lang, bis der Schwindel abklingt.

Drehen Sie sich nun mit Kopf und Körper in die linke Seitenlage. Sie schauen dabei jetzt schräg nach unten. In dieser Position wiederum 30 Sekunden ausharren.

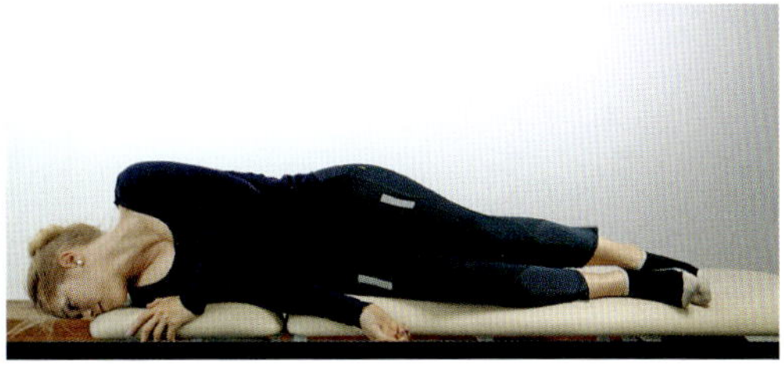

Abb. 13

Richten Sie sich schließlich aus dieser Seitenlage direkt zum Sitzen auf, *ohne* sich vorher auf den Rücken zurückzudrehen. Lassen Sie dabei die Füße auf den Boden hängen und richten Sie Ihren Kopf geradeaus.

Wiederholen Sie diese Übung so lange, bis kein Schwindel mehr auftritt.

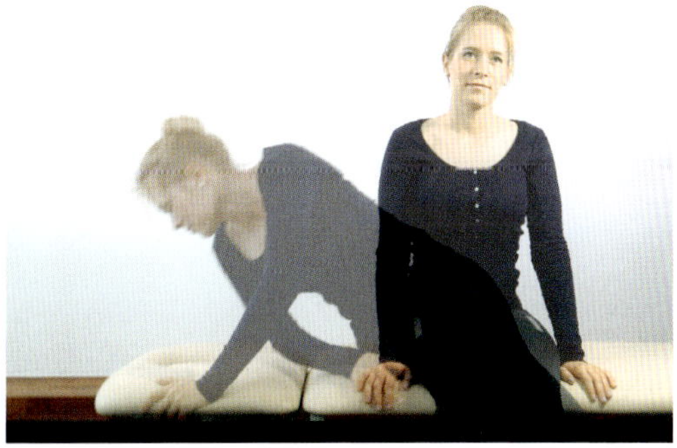

Abb. 14

Befreiungsmanöver für den horizontalen Bogengang

Zur Befreiung des horizontalen Bogengangs genügt ein 360-Grad-Wendemanöver. Auch hierfür benötigen Sie ein Bett oder eine Couch. Ihr Kopf soll die ganze Zeit mehr oder weniger auf dem Bett aufliegen und lediglich gedreht beziehungsweise gewendet werden. In Analogie zum Grillen wird diese Methode auch als „Barbecue-Manöver" bezeichnet.

Legen Sie sich auf den Rücken und drehen Sie Ihren Kopf einmal auf die linke und dann auf die rechte Seite. Testen Sie, auf welcher Seite der Schwindel zunimmt.

Beginnen Sie das Manöver, indem Sie Kopf und Körper auf die „schlechte" Seite legen. Erst wird sich in Ihrem Kopf alles drehen. Doch dann kommen die

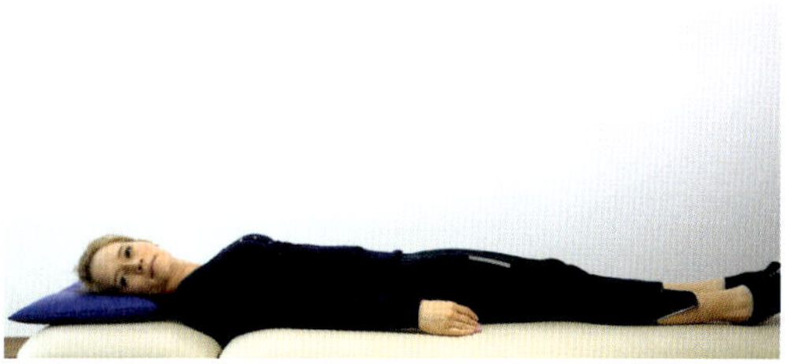

Abb. 15

Steinchen im horizontalen Bogengang zur Ruhe, und der Schwindel lässt nach. Das dauert meist etwa 30 Sekunden.

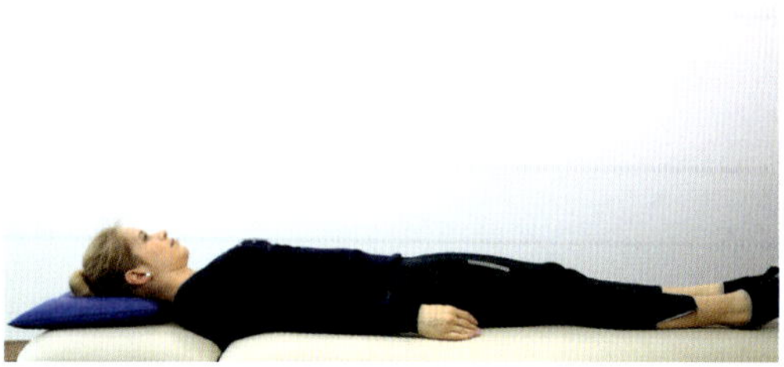

Abb. 16

Wenden Sie sich dann mit Schwung von der einen Seitenlage um 90 Grad in die Mittellage – mit der Nase nach oben. Möglicherweise tritt jetzt ein erneuter Drehschwindel auf. Warten Sie wieder etwa 30 Sekunden, bis der Schwindel nachlässt.

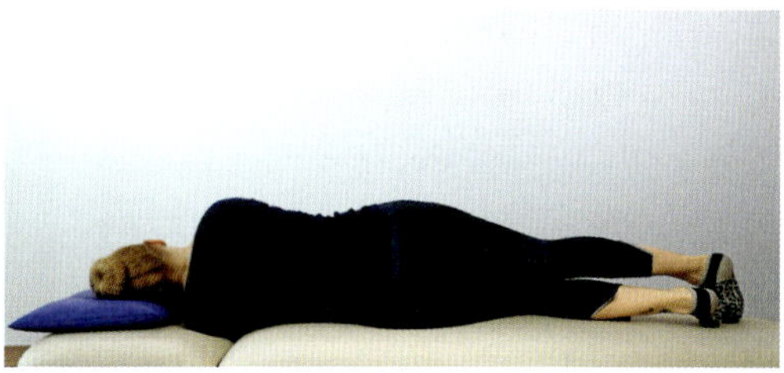

Abb. 17

Drehen Sie sich nun um weitere 90 Grad in die andere Seitenlage. Wieder 30 Sekunden warten, denn die Steinchen sollen zur Ruhe kommen und sich setzen.

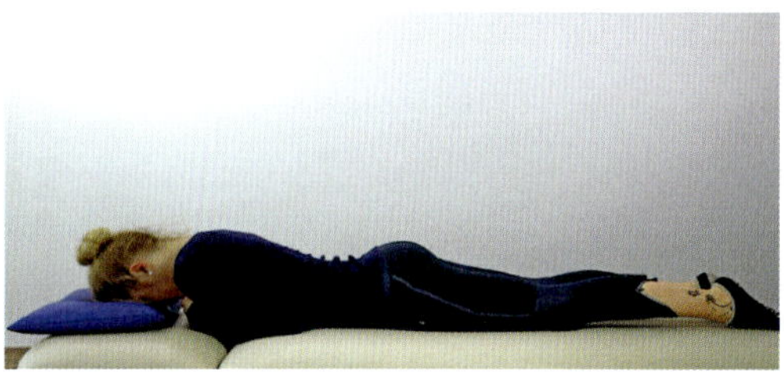

Abb. 18

Drehen Sie sich nun auf den Bauch und legen Sie sich so hin, mit der Nase so gut es geht nach unten. Vielleicht ist es bequemer, wenn Sie sich leicht auf Ihren Unterarmen aufstützen. Schauen Sie dabei aber direkt auf die Unterlage. Warten Sie erneut 30 Sekunden.

Drehen Sie sich danach wieder in die Ausgangsposition auf die Seite. 30 Sekunden warten. Nun richten Sie sich aus der Seitenlage zum Sitzen auf und lassen die Beine aus dem Bett hängen.

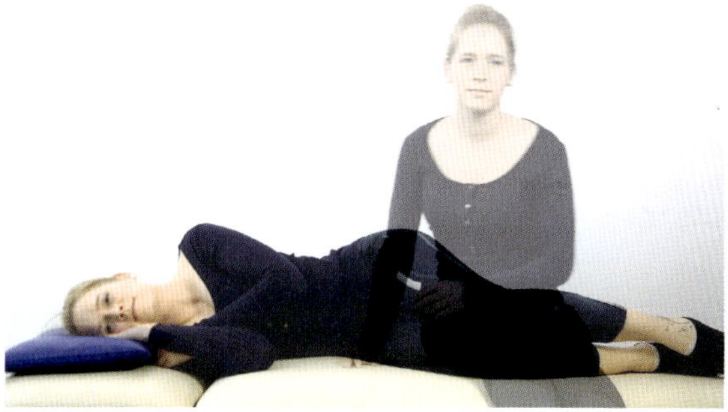

Abb. 19

Wie zuvor sollten Sie die Übungen 2–3 Mal hintereinander am Tag durchführen, so lange bis in der Seitenlage kein Schwindel mehr auftritt.

Tipp: *Weitere Übungsfilme finden Sie hier: www.weiss.de/schwindel-ohne-befund*

Überflüssige Diagnostik und Therapie

Trotz seiner typischen Symptomatik wird der gutartige Lagerungsschwindel leider häufig spät oder in vielen Fällen auch gar nicht erkannt. Fehldiagnosen wie „Verspannungen" oder „Probleme der Halswirbelsäule" sind leider verbreitet. So kann es dazu kommen, dass Patienten unnötig lange mit den Beschwerden zu kämpfen haben. Verfehlte Untersuchungen wie eine Röntgenuntersuchung der Halswirbelsäule, Computertomografie (CT) oder Magnetresonanztomografie (MRT) lenken die Aufmerksamkeit in die falsche Richtung, verzögern die Therapie und vergrößern meist nur die Verunsicherung bei den Betroffenen. Ebenso häufig wie sinnlos sind Manipulationen an der Halswirbelsäule, Einrenken, Mobilisation, Lösen von Verspannungen und so weiter.

Einige Patienten erhalten auch Medikamente gegen Schwindel. Diese sind natürlich völlig sinnlos, da die Präparate an der Lage der Steinchen (Otolithen) nichts ändern (können). Lediglich im Einzelfall, wenn der Schwindel besonders heftig ist, kann die oder der Betroffene ein Medikament einnehmen, um die Übelkeit vorübergehend zu dämpfen.

Prognose

Grundsätzlich hat das Beschwerdebild eine sehr gute Heilungsprognose. Die Ohrsteinchen können sich spontan auflösen. Das kann allerdings Wochen dauern, und diese Wochen sind unnötig leidvoll. Bei rund einem Drittel der Patienten hilft Abwarten allein gar nichts. Zudem können immer wieder Steinchen nachrutschen und neue Schwindelattacken auslösen. Folglich sind die Befreiungsmanöver in jedem Fall die optimale Therapie!

Wenn nach Wochen oder Monaten erneut Drehschwindel auftritt, ist das kein Anzeichen für ein Therapieversagen. Es kommt in rund der Hälfte aller Fälle vor. Dann sind nur Steinchen nachgerutscht, die Sie mit denselben Übungen an ihren angestammten Ort zurückbefördern können. Also kein Grund zur Beunruhigung!

WAS SIE TUN SOLLTEN UND WAS LIEBER NICHT ...

Betroffene stellen schnell fest, dass sie am wenigsten Beschwerden haben, wenn sie alle Kopfhaltungen vermeiden, bei denen Schwindel entsteht, das heißt, wenn sie sich beispielsweise bemühen, nicht nach schräg oben zu sehen oder sich im Bett immer nur auf eine bestimmte Seite zu legen.

So verständlich das ist, so verfehlt ist es auch! Sie können sich leicht vorstellen, dass die Steinchen auf diese Weise kaum aus ihrer ungünstigen Lage herauskommen. Nur eines der Befreiungsmanöver kann Ihnen wirkliche Erleichterung bringen!

Morbus Menière

Der Drehschwindel tritt meist ohne Vorzeichen auf. Er kann so stark sein, dass der oder dem Betroffenen ein aufrechtes Stehen völlig unmöglich ist. Das Hören insbesondere der tiefen Töne verschlechtert sich, und ein unangenehmes, meist tiefes Ohrgeräusch tritt auf. Dieser höchst beunruhigende Zustand hält zum Glück nicht an. Nach 10–20 Minuten beziehungsweise bis zu wenigen Stunden klingt alles wieder ab. Doch so ein Anfall kann sich wiederholen.

Morbus Menière zählt – wie der Lagerungsschwindel – zu den häufigen Schwindelerkrankungen. Er tritt meist bei Menschen im mittleren Lebensalter auf. Männer leiden etwas häufiger darunter. Die Ursachen sind trotz umfangreicher Forschungen nur teilweise geklärt. Bekannt ist, dass bei dieser Erkrankung zu viel Flüssigkeit (Endolymphe) im Innenohr vorhanden ist. Wobei diese entweder überreichlich gebildet oder nur unzureichend abtransportiert wird. Vestibularorgan und Hörschnecke sind miteinander verbunden, durch beide strömt die gleiche Endolymphe. Daher werden bei einem Überdruck sowohl das Gleichgewicht als auch das Hörvermögen beeinträchtigt. Bei zunehmendem Überdruck reißt die feine Haut ein, die das Innenohr umgibt. Dann vermischt sich die Endolymphe mit der außerhalb befindlichen Gewebsflüssigkeit (Perilymphe).

Die Elektrolyt-Zusammensetzung der Perilymphe unterscheidet sich von jener der Endolymphe und reizt deshalb nun die Nervenfasern des Innenohrs. Das Gehirn interpretiert die Reizung des Vestibularorgans als Bewegung, und die Hörschnecke deutet sie als Geräusch. Zum Glück verschließt sich der Riss wieder, und nach einiger Zeit normalisieren sich die Verhältnisse. Die Beschwerden lassen nach.

Bleiben solche Anfälle die Ausnahme, hält sich auch der Schaden in Grenzen. Gehör und Gleichgewicht funktionieren nach einer Attacke wieder vollständig normal. Je häufiger es jedoch zu solchen Schüben kommt, desto stärker wird das Organ geschädigt. Daraus können eine bleibende Minderung des Hörvermögens und Tinnitus (auch zwischen den Anfällen) resultieren.

Die Fachärzte stützen sich bei ihrer Diagnostik auf die klassische Trias („Dreiheit“) von Schwindel, Ohrgeräusch und Hörminderung, die manchmal auch von einem Druckgefühl im Ohr und Übelkeit begleitet ist. Zusätzliche klinische und technische Untersuchungen bringen dann endgültige Klarheit.

Der Anfall selbst klingt mit und ohne Therapie von alleine ab. Allerdings kann die Übelkeit so stark sein, dass ein Medikament (etwa Dimenhydrinat als Zäpfchen) dem Patienten Erleichterung verschaffen muss. Auch Beruhigungsmittel können für kurze Zeit Angst oder Panikgefühle lindern (z. B. Diazepam). Durch diese Präparate wird der Schwindel als solcher zwar nicht wirklich besser, lässt sich aber leichter ertragen.

Eine Menière-Attacke kann ein einmaliges Ereignis bleiben, leider jedoch auch wiederholt auftreten. Daher stellt sich die Frage, was Betroffene in den Intervallen sinnvollerweise tun könnten oder sollten.

Natürlich liegt es nahe, zuerst einmal an eine Prävention zu denken, also an Medikamente, die einen Anfall verhindern sollen. Lange Zeit bestand die Empfehlung, vorbeugend ein Anti-Schwindelmittel einzunehmen. Sehr viele Patienten erhielten Betahistin zur Prophylaxe. In einer aufwendigen Studie wurde kürzlich jedoch nachgewiesen, dass diese Therapie leider wirkungslos ist. Auch eine Lebensweise mit salzarmer Ernährung oder wassertreibenden Medikamenten (Diuretika) hat bedauerlicherweise keinen Einfluss auf die Störung.

Es gibt derzeit keine allgemein anerkannte Anfallsprophylaxe. Betroffene Patienten erhalten Medikamente (z. B. Gentamycin) direkt ins Innenohr injiziert, was die Nervenfasern dort dauerhaft schädigt. Solche Therapien und operative Eingriffe müssen natürlich von Spezialisten und nach sehr sorgfältiger Güterabwägung durchgeführt werden, da sie nicht unerhebliche Nebenwirkungen zeitigen.

Was bleibt also? Vor allem ist es wichtig, dass sich die Betroffenen nicht zurückziehen und in eine Schon- beziehungsweise Vermeidungshaltung flüchten, da Angst und Bewegungsunsicherheit einander gegenseitig verstärken.

Auch wenn sich das Gleichgewicht nach einem Menière-Anfall meist von alleine wieder normalisiert, ist den Betroffenen ein unterstützendes Training sehr anzuraten. (Genaue Übungsanleitungen finden Sie ab Seite 146 ff.) Weiterhin gelten natürlich allgemeine Empfehlungen: Sorgen Sie für ausreichend Schlaf, eine gesunde Ernährung, ein gutes Gleichgewicht von Belastung und Entspannung, ausreichend Bewegung und unbedingt für den Abbau von chronischem Stress.

Neuritis vestibularis

Vermutlich haben auch Sie irgendwann einmal die unangenehmen Bläschen auf den Lippen gehabt, die nach Sonne, Infekten oder Stress leider gerne ausbrechen. Sie werden durch ein Virus (Herpes simplex Typ 1) verursacht, das auch nach Abklingen der Beschwerden bei rund 85 Prozent aller Erwachsenen lebenslang im Körper nachweisbar ist.

Die Betroffenen merken nichts davon, denn das Virus schlummert im Bereich der Nervenzellkörper (Ganglien) und wartet auf eine „günstige Gelegenheit", wenn das Immunsystem überfordert oder anderweitig beschäftigt ist. Herpesviren können nicht nur die Nerven der Lippen befallen. Sie können auch zu einer Lähmung der Gesichtsnerven (Facialisparese) oder schmerzhaften Entzündungen von Nerven am Körper (Gürtelrose oder *Herpes zoster*) führen.

Es spricht einiges dafür, dass Herpesviren auch für eine Entzündung und einen Ausfall des Vestibularnervs verantwortlich sind. Diese Entzündung trägt den Namen *Neuritis vestibularis* (auch *Neuropathia vestibularis*).

Dabei tritt ein akuter Drehschwindel auf. Alles scheint sich im Kreis zu drehen, Übelkeit oder Erbrechen sind die Folge. Beim Gehen kommt es bei den Betroffenen zur einer nicht mehr kontrollierbaren Gangabweichung und Fallneigung in Richtung des betroffenen Ohrs. Die Patienten fühlen sich schwer krank, sind gezwungen zu liegen, vermeiden jede Bewegung und halten die Augen möglichst geschlossen. Schon kleinste Bewegungen verstärken den Schwindel, der selbst bei ruhiger Lagerung weiterbestehen kann. Bei der HNO-ärztlichen Untersuchung ist neben der Bewegungsunsicherheit auch eine Auffälligkeit der Augenbewegung (Nystagmus) bei einer ruckartigen Drehung des Kopfs feststellbar. Weitere technische Untersuchungen sichern dann die Diagnose.

Ein bis zwei Wochen dauert dieser leidvolle Zustand, dann lassen die Beschwerden nach. In der Folgezeit wird der Schwindel erst in Ruhe, dann auch bei Bewegung besser. Allerdings kann es Monate dauern, bis sich das Gleichgewichtsgefühl eines Patienten wieder vollständig normalisiert hat.

Bei der präzisen Messung durch den HNO-Arzt sind sogar sechs Monate nach Krankheitsbeginn in der Regel noch Einschränkungen des befallenen Vestibularorgans nachweisbar. Erstaunlicherweise merken die Patienten kaum etwas davon, denn das Vestibularorgan der anderen Seite hat zunehmend die Aufgaben des erkrankten „Kollegen" übernommen. Auch Augen und Körpersensoren (Propriozeptoren) tragen zur Wiederherstellung der Raumorientierung bei.

Doch was geschieht, wenn sich das Vestibularorgan nicht wieder erholen sollte und vollständig ausfällt? Selbst in einem solchen Fall sind die anderen Komponenten der Gleichgewichtsorganisation in der Lage, den Ausfall vollständig auszugleichen. Unser Gehirn ist eben unglaublich anpassungsfähig!

Die Entzündung des Vestibularnervs ist relativ häufig und steht auf Platz drei der organisch bedingten Schwindelarten. Meist betrifft sie Menschen zwischen dem 30. und 60. Lebensjahr. Frauen sind dabei in der Überzahl.

Die Therapie besteht in der Regel aus Bettruhe und Mitteln gegen die Übelkeit für einige Tage (siehe Seite 45/52). Zugleich sollte der Patient frühzeitig mit hochdosiertem Kortison behandelt werden, das in der Folge zügig reduziert wird. Physiotherapeutische Übungen sind ebenfalls sehr sinnvoll, sobald es die Übelkeit und der Schwindel zulassen (beispielsweise die Übungen im Liegen auf den Seiten 150 ff.).

Bei dem Training kommt es darauf an, die fein justierte Steuerung von Augen, Kopf- und Körperbewegung wieder neu zu kalibrieren. Dazu sollten die Betroffenen gerade das üben, was ihnen besonders schwerfällt: etwa ein bewegtes Objekt mit den Augen verfolgen, den Kopf drehen und dabei einen Gegenstand fixiert halten und später Gleichgewichtsübungen im Sitzen, Stehen oder in Bewegung.

Von der längerfristigen Einnahme sogenannter Anti-Schwindelmedikamente („Antivertiginosa", siehe Seite 139 f.) rate ich dagegen dringend ab. Denn durch deren zentral dämpfende Wirkung werden die Lernprozesse eher verzögert. Durchblutungsfördernde Medikamente ergeben in diesem Zusammenhang ebenfalls keinen Sinn.

Patienten, die eine Entzündung des Vestibularnervs (Gleichgewichtsnerv) erfolgreich überstanden haben, befürchten oft, sie müssten so ein Martyrium nochmal durchmachen. Doch diese Sorge ist kaum begründet: In nahezu allen Fällen bleibt dies ein einmaliges Ereignis, und möglicherweise vorhandene Einschränkungen können kompensiert werden.

Schwindel und Migräne

Wer unter Migräne leidet, kennt die Symptome nur allzu gut. Manchmal kündigen sich die Beschwerden regelrecht an: Müdigkeit, Abgeschlagenheit, dauerndes Gähnen, Magen-Darm-Beschwerden, Geräuschempfindlichkeit und Sehstörungen können solche Vorboten sein. Kurze Zeit später setzt der pochende, meist einseitige Schmerz im Stirn- und Schläfenbereich ein. Häufig ist das verbunden mit extrem hoher Licht- und Lärmempfindlichkeit sowie Übelkeit und/oder Erbrechen. Alle starken olfaktorischen Reize wie Parfüm, Rauch oder Essensgerüche werden zur Qual. Die Betroffenen flüchten sich vor allen Umgebungsreizen in ein abgedunkeltes, ruhiges und kühles Zimmer und versuchen, dort Schlaf zu finden. Ohne Therapie kann dieser schreckliche Zustand bis zu drei Tage dauern.

Manchmal tritt noch ein ausgeprägter Dreh- oder Schwankschwindel hinzu, und jede Kopfbewegung verschlimmert diese Beschwerden. Die ausgeprägte Symptomatik macht den Betroffenen häufig Angst. Zum Glück sind die Qualen zeitlich begrenzt. Sie können Sekunden, Stunden oder sogar einige Tage anhalten. Danach klingt der Schwindel folgenlos ab.

Die Kombination aus migräneartigem Kopfschmerz und Schwindel wird meist als „vestibuläre Migräne" bezeichnet. Manchmal läuft sie auch unter Namen wie „migränöser Schwindel", „Migräne-assoziierter Schwindel", „vertiginöse Migräne" oder einfach „Migräneschwindel".

Vielleicht haben Sie diese Begriffe noch nie gehört. Selten sind die Beschwerden jedoch keineswegs – rund 1 Prozent der Bevölkerung ist davon betroffen. Die richtige Diagnose wird nur in 20 Prozent der Fälle gestellt, da es keine typische Schwindelform gibt, sondern letztlich sämtliche Schwindelarten (so etwa Drehschwindel, Schwankschwindel, Liftschwindel) gemeinsam mit der Migräne auftreten können.

Diagnostisch kann es manchmal sogar noch schwieriger werden, dann nämlich, wenn Kopfschmerzen völlig fehlen. Dann führen andere Migränebeschwerden, vor allem die hohe Reizempfindlichkeit, den untersuchenden Arzt auf die richtige Spur.

Fallgeschichte

Annas lange unentdecktes Leiden

Anna, eine schlanke, sportliche Bankkauffrau, war morgens mit einem akuten Drehschwindel aufgewacht. Sie berichtete: „Es hat sich alles wie in einem Karussell gedreht." Sie musste sich an der Wand festhalten, um nicht zu stürzen. Als der Schwindel am Folgetag nachgelassen hatte, suchte sie mit Unterstützung ihres Mannes einen HNO-Arzt auf, der jedoch trotz gründlicher Untersuchung nichts feststellte.

Anna war verunsichert. Einen Drehschwindel bildet man sich doch nicht ein! An zu viel Stress konnte es eigentlich auch nicht liegen.

Bei der ausführlichen Anamnese fanden wir weitere Symptome: Anna hatte gleichzeitig unter Kopfschmerzen gelitten, die allerdings lange nicht so gravierend waren. Beim HNO-Arzt hatte sie deswegen nichts davon erwähnt. Zudem reagierte sie extrem empfindlich auf äußere Reize, vor allem auf Gerüche. Sie hatte sich in ein dunkles Zimmer zurückgezogen und versucht, dort zu schlafen. Als schließlich deutlich wurde, dass Anna seit Jahrzehnten unter Migräne litt, war die Diagnose klar: vestibuläre Migräne.

Hintergründe

Die Ursache der vestibulären Migräne ist noch immer nicht bekannt. Am plausibelsten wäre eine allgemeine Senkung der Reizschwelle, die sich nicht nur auf äußere Reize, sondern auch auf die Impulse aus dem Vestibularorgan bezieht. Beim akuten Migräneanfall würden diese Impulse dann gesteigert wahrgenommen.

Tatsächlich sind die Hirnregionen für die Verarbeitung von Gleichgewicht und Schmerz eng miteinander verbunden. Daher ist also vorstellbar, dass die Erregung vom einen zum anderen Gebiet überspringen kann. Auch konnte im Rahmen von Studien eine allgemeine Übererregbarkeit und erhöhte Sensibilität der Gleichgewichtssteuerung festgestellt werden.

Diagnose

Etwas vereinfacht dargestellt, kann man von einer vestibulären Migräne ausgehen, wenn mehrfach Schwindel in Kombination mit typischen Migränebeschwerden (einseitiger pulsierender Kopfschmerz, Licht-, Lärm- und Geruchsempfindlichkeit) auftreten, die sich durch Bewegung verstärken. Die Erkrankung wird leicht übersehen, da technische Untersuchungen beim HNO-Arzt keine typischen Befunde erbringen. Anders als beim Morbus Menière fehlen Tinnitus und Schwerhörigkeit, wodurch sich die beiden Krankheitsbilder voneinander abgrenzen lassen.

SONDERFORM BASILARISMIGRÄNE

In sehr seltenen Fällen führt die Migräne zu einer Durchblutungsstörung der Hirnbasisarterie. Gesunde Gefäße ziehen sich zusammen und lassen zu wenig Blut in die wichtigen Hirngebiete einströmen – wie bei einem Schlaganfall. Dann treten schwerwiegende neurologische Ausfälle auf. Je nach betroffenem Gebiet kommt es zu Sensibilitätsstörungen, Missempfindungen, Sehstörungen, Sprachstörungen, Hörbeeinträchtigungen und/oder Gangstörungen.

Doch nach wenigen Minuten, spätestens nach einer Dreiviertelstunde, ist alles überstanden. Die Blutgefäße entspannen sich, die Durchblutung funktioniert wieder, die Beschwerden klingen ab. Die Abgrenzung zu einem (leichten) Schlaganfall ist dabei allerdings nicht einfach.

Therapie

Die Behandlung einer vestibulären Migräne ist nicht schwieriger oder leichter als die Therapie der Migräne selbst. Falls Sie also unter der Kombination von Migräne und Schwindel leiden, sollten Sie als Erstes zu den Präparaten greifen, die Ihnen bereits früher bei der Migräne geholfen haben. In der Regel sind das Schmerzmittel (z. B. Aspirin, Ibuprofen) und Migränemedikamente (z. B. sogenannte Triptane). Wenn Ihr Magen-Darm-Trakt sehr empfindlich ist, können Sie Letztere auch in Form von Nasenspray anwenden. Gegen ausgeprägte Übelkeit helfen Medikamente wie Metoclopramid, Domperidon oder Dimenhydrinat.

Bei gehäuften Schwindelattacken kann man auch eine vorbeugende Einnahme von Medikamenten in Erwägung ziehen. Empfehlenswert sind dieselben Präparate, die auch bei der Migräneprophylaxe wirksam sind. Am besten bewährt haben sich Betablocker und Antidepressiva (z. B. Amitriptylin).

Schwindel ist seitens der Betroffenen immer von Angst begleitet. Dies gilt vor allem für unklaren Schwindel, hinter dem oft eine schwerwiegende Erkrankung vermutet wird. Daraus entwickeln sich bei den Patienten nicht selten eine Angststörung und depressive Verstimmungen. Das begünstigt wiederum die Entstehung einer weiteren Schwindelart, des sogenannten phobischen Schwankschwindels (siehe Seite 99 ff.).

Daher ist eine frühzeitige Aufklärung und Beruhigung für die betroffenen Menschen wichtig: Die vestibuläre Migräne lässt sich im Anfall gut behandeln, und zudem gibt es eine wirksame Prophylaxe, um zukünftigen Anfällen entgegenzusteuern.

Vestibulopathie

Ältere Menschen erleben manchmal eine eigentümliche Veränderung ihres Gleichgewichtssinns. Sie fühlen sich im Dunkeln oder in unebenem Gelände unsicher und können, wenn Sie in Bewegung sind, Gesichter, Schilder oder Schriftzüge nicht mehr klar erkennen. Die Umgebung scheint für sie – beispielsweise während eines Spaziergangs – merkwürdige Eigenbewegungen zu vollführen. Schwank- oder Drehschwindel und eine Störung der Raumorientierung gesellen sich hinzu. Bei einigen Patienten ist auch das Hörvermögen beeinträchtigt.

In Ruhe ist der Spuk vorbei: Gesichter werden erkannt, Schilder können gelesen werden und auch von Scheinbewegungen keine Spur mehr.

Symptome

Kernsymptome der meist bilateralen Vestibulopathie, der meist beidseitigen Erkrankung des Vestibularorgans:

- Gangunsicherheit, Sehstörungen und Wahrnehmung von „Scheinbewegungen" beim Gehen
- Bewegungsabhängiger Schwindel
- Störungen der Raumorientierung
- Besserung in Ruhe

Ursachen

Bei diesem Krankheitsbild sind die Nerven des Innenohrs geschädigt. Das führt zu einer Störung der Kommunikation zwischen Vestibularorgan und Auge beziehungsweise zwischen Vestibularorgan und Rückenmark. Die Hauptursache sind nervenschädigende Medikamente, insbesondere bestimmte Antibiotika (sogenannte Aminoglykoside). Auch Morbus Menière, Autoimmunerkrankungen oder Tumoren können für die Beschwerden verantwortlich sein. In etwa der Hälfte aller Fälle ist allerdings kein „Schuldiger" auszumachen.

Hintergrund

Beim Gehen müssen wir ständig Korrekturbewegungen mit Muskeln und Gelenken durchführen, vor allem auf unebenem Untergrund. Hier ist kein Schritt wie der andere. Stabiles, stolperfreies Gehen ist nur möglich, wenn sich das Gleichgewicht unablässig mit der Muskelaktivität koordiniert. Gibt es hier Beeinträchtigungen, kommt es zunächst in der Dämmerung und später auch bei Tag zu Schwindel und Gangunsicherheit.

Bei schnellen Kopfbewegungen gleichen die Augenmuskeln die Auslenkung des Kopfs so perfekt aus, dass trotzdem ein ruhiges Bild der Umwelt wahrgenommen werden kann (siehe Seite 24 f.). Das können Sie ausprobieren, wenn Sie sich selbst in einem Spiegel in die Augen schauen. Schütteln Sie Ihren Kopf („nein, nein“). Obwohl sich Ihr Kopf bewegt, bleiben Ihre Augen zentriert. Dabei wird Ihnen auch nicht schwindlig, weil das Bild Ihrer Augen im Spiegel immer auf dieselbe Stelle Ihrer Netzhaut fällt. Die raffinierten Stabilisierungssysteme moderner Videokameras funktionieren ähnlich: Sie gleichen das Wackeln beim Filmen aus (siehe Seite 23 f.).

Bei der Vestibulopathie ist diese automatische Kompensation von Kopf- und Körperbewegungen beeinträchtigt. Bei schnellen Kopfbewegungen „verrutschen“ die Bilder aus der Umwelt auf der Netzhaut des Patienten. Sein Gehirn interpretiert dies als Bewegung der beobachteten Objekte – sie scheinen zu „tanzen“.

Diagnose

Wie bei vielen Schwindelerkrankungen erfolgt die Diagnose oft erst spät und nach zahlreichen Untersuchungen. Der HNO-Arzt wird vor allem die Augenkoordination und das Innenohr prüfen. Ähnlich wie beim oben beschriebenen Spiegelversuch schaut der Untersucher beim sogenannten Kopfimpulstest dem Patienten in die Augen und dreht den Kopf des Patienten schnell hin und her („nein, nein“). Bei einer Vestibulopathie springen die Augen ruckartig, da die Koordination mit der schnellen Bewegung überfordert ist.

Eine Spülung des Ohrs mit warmem und kaltem Wasser sowie technische Untersuchungen führen dann in Verbindung mit der Kenntnis der typischen Beschwerden zur richtigen Diagnose.

Therapie

Es existiert keine spezifische Therapie. Daher ist eine konsequente Behandlung mit den entsprechenden Übungen entscheidend. Selbst wenn sich die geschädigten Nerven nicht mehr vollständig regenerieren können – das Gehirn ist aufgrund seiner hohen Lern- und Anpassungsfähigkeit (Stichwort „Neuroplastizität") in der Lage, auch Ausfälle einzelner Regionen zumindest teilweise auszugleichen. Schwindel und Sehstörungen lassen dann im Lauf des Trainings meist nach. Das Übungsprogramm finden Sie ab Seite 146.

Es ist wichtig, einer solchen Erkrankung vorzubeugen. Daher sollten die erwähnten Antibiotika (Aminoglykoside) nur dann eingesetzt werden, wenn es absolut notwendig ist. Auch sollten diese Präparate nicht mit anderen Medikamenten zusammen eingenommen werden, da sie das Gehör zusätzlich beeinträchtigen können (so etwa bestimmte Diuretika). Falls ein Hinweis auf eine Autoimmunerkrankung vorliegt, kann Kortison eine Behandlungsoption darstellen.

Vestibularisparoxysmie

Bei der sogenannten Vestibularisparoxysmie (sinngemäß: anfallsartige Störung des Gleichgewichtsnervs) kommt es zu abrupt einsetzendem Schwindel, der meist nur Sekunden und selten länger als eine oder mehrere Minuten anhält. Meist tritt die Störung als Drehschwindel, seltener in Form von Schwankschwindel auf. Danach besteht völlige Beschwerdefreiheit. Manchmal wird der Schwindel auch von einem leichten Ohrgeräusch begleitet. Ebenso können bestimmte Kopfbewegungen – vor allem nach oben – die Symptomatik auslösen. So sind für Betroffene manche Kopfhaltungen selbst im Schlaf nicht mehr zu ertragen.

Beschwerdebild und Hintergrund

Bei der Erforschung der Ursachen kann der untersuchende HNO-Arzt keinen auffälligen Befund ermitteln. Kein Wunder: Das Vestibularorgan ist nämlich unschuldig! Der akute Drehschwindel wird vielmehr von jenem Nerv ausgelöst, der die Informationen des Gleichgewichtsorgans zum Gehirn leitet. Auf diesem Weg kommt er manchmal einer Gehirnarterie bedrohlich nahe. Ist diese zu stark geschlängelt oder erweitert, also zu dick, „hämmert“ sie durch ihr Pulsieren beständig auf die empfindlichen Nervenfasern ein. Irgendwann löst das eine akute maximale Erregung aus. Die Folge: blitzartig einsetzender Schwindel.

Ähnliche Beschwerden können auch bei anderen Nerven auftreten. Sie haben vermutlich schon von der Trigeminusneuralgie gehört, bei der heftigste Schmerzen im Gesicht ausgelöst werden. Hier wird der Trigeminus-Nerv durch ein Gefäß bedrängt, und daraus resultieren ebenfalls schlagartig einschießende Schmerzen. Folglich sind die Therapieverfahren bei Vestibularisparoxysmie und Trigeminusneuralgie sehr ähnlich.

Fallgeschichte

Erikas plötzlicher Albtraum

Erika war froh, dass sie ihre ersten Rentnerjahre so gesund und fit genießen konnte. Jahrzehntelang war sie als Briefträgerin täglich auf den Beinen gewesen, und die Bewegung hatte ihr erkennbar gutgetan. Ihre körperliche Verfassung war ausgezeichnet. Doch seit einem guten halben Jahr machte ihr ein rätselhafter Schwindel schwer zu schaffen. Er setzte blitzartig ein, sodass sich plötzlich die ganze Welt um Erika drehte. Sie musste sich festhalten, um nicht zu stürzen. So schnell wie der Anfall kam, so plötzlich verging er auch wieder. Manchmal war bereits nach Sekunden alles wieder im Lot. Doch dafür traten die Anfälle phasenweise unglaublich häufig auf. Dutzende Attacken am Tag vergällten Erika die Lebensfreude. Dann aber hatte sie auch tagelang wieder völlige Ruhe.

Diagnose

Die Diagnose der Vestibularisparoxysmie ist nicht einfach, da sie keinen eindeutigen HNO-Befund verursacht. Mithilfe einer speziellen MRT-Untersuchung lässt sich der Kontakt zwischen Blutgefäßen und Vestibularisnerv jedoch bildlich darstellen. Dies allein ist jedoch noch nicht beweisführend, da es Menschen gibt, deren Arterien dem Vestibularisnerv nahe kommen, ohne dass sich der Nerv dadurch aus der Ruhe bringen ließe. Offenbar spielt die allgemeine Reizschwelle bei der Entstehung der Symptomatik eine Rolle. Dies zeigt sich vor allem bei einem einfachen Versuch: Mithilfe eines Hyperventilationstests (siehe Seite 116) lassen sich die Attacken oftmals spontan auslösen, wahrscheinlich weil die Erregbarkeit der Nerven dadurch erhöht wird. Der Test sorgt folglich für eine zusätzliche Diagnosesicherheit.

Therapie

Zum Glück gibt es für die vestibulare Paroxysmie eine wirksame medikamentöse Behandlung, wodurch die gesteigerte Erregbarkeit der Nerven gedämpft wird. Vor allem Carbamazepin hat sich hier bewährt, das sonst zur Therapie der Epilepsie eingesetzt wird. Zeigt das Medikament Wirkung, spricht das für die Richtigkeit der Diagnose.

Wenn Sie eine Therapie ohne Medikamente suchen, könnte Ihnen die Atemtherapie eine vielversprechende Alternative bieten, da – wie wir bereits gesehen haben – eine beschleunigte Atmung für die Anfälle verantwortlich sein kann. Durch eine langsame, ruhige Atmung ist es vielen Patienten möglich, ihre allgemeine Erregbarkeit und so auch die Irritierbarkeit ihres Vestibularnervs zu dämpfen.

Natürlich kann die Atemtherapie auch zur Ergänzung einer medikamentösen Behandlung dienen. Dadurch brauchen Sie dann möglicherweise weniger Medikamente. Atemübungen finden Sie ab Seite 183.

Nur wenn sich die Symptomatik weder durch Übungen noch durch Medikamente bessern lässt, sollte an eine Operation gedacht werden, mit der die drangvolle Enge zwischen Nerv und Gefäß chirurgisch beseitigt, das heißt, der Raum dazwischen erweitert wird.

Der sogenannte Altersschwindel

Je älter wir werden, desto größer werden unsere Probleme mit dem Gleichgewicht. Beim Eintritt in ihr wohlverdientes Rentnerdasein klagen 20 Prozent aller Senioren über Schwindel. Zehn Jahre später sind es bereits 30 Prozent, und von den 80-Jährigen ist es jeder Zweite. Damit landet der Schwindel auf Platz eins der häufigsten Symptome, über die hochbetagte Menschen bei ihren Ärzten Klage führen.

Dieser Schwindel hat erhebliche Konsequenzen. Jeder zweite ältere Mensch stürzt mindestens ein Mal im Jahr. Bei jüngeren Menschen geht das in der Regel glimpflich ab. Bei Senioren treten Verletzungen und bleibende Schäden naturgemäß sehr viel häufiger auf. Rund 1 Prozent aller Kosten im Gesundheitswesen sollen durch Stürze im Alter verursacht werden. Und aus einem Sturz entsteht nicht selten ein Teufelskreis: Wer einmal gestürzt ist, der traut sich weniger zu, vermeidet das freie Gehen und verliert somit an Bewegungskompetenz. Ältere Menschen stützen sich ab, sind zunehmend auf Personen an ihrer Seite angewiesen, benutzen erst einen, dann zwei Stöcke, später einen Rollator, und schließlich ist ihnen das freie Gehen gar nicht mehr möglich.

Was ist das denn für ein Schwindel, der so gravierende Folgen hat? Häufig wird er als „Altersschwindel“ tituliert. Doch das ist – um es gleich vorwegzunehmen – keine vernünftige Bezeichnung. Ein „Altersschwindel“ existiert ebenso wenig wie ein „Teenagerschwindel“. Bei Menschen jeden Alters sollte eine korrekte Diagnose gestellt werden, bei der die Ursache des Schwindels eindeutig benannt ist. Nur: Das ist – vor allem bei Senioren – oft gar nicht so einfach. Manchmal findet der Arzt eben nicht die eine, klar zu benennende Ursache. Der Schwindel resultiert vielmehr aus einem ganzen „Ursachenbündel“.

Komplexe Ursachen

Wie Sie mittlerweile längst wissen, basiert die Fähigkeit des Menschen, sich sicher im Raum zu bewegen, auf einem reibungslosen Zusammenspiel von

Augen, Vestibularorgan, Sensoren in Muskeln und Gelenken sowie einem trainierten Bewegungsapparat.

Mit zunehmendem Alter lassen jedoch viele der genannten Funktionen etwas nach. Das ist anfänglich nicht so schlimm, da wir vieles durch Erfahrung ausgleichen können. So kann beispielsweise die nachlassende Sehkraft durch ein gutes Gespür in den Füßen kompensiert werden. Doch wenn eine Zuckerkrankheit (Diabetes mellitus) die dort vorhandenen Nerven geschädigt hat, entfällt diese Möglichkeit, und das Gleichgewicht wird immer stärker eingeschränkt. Die Wahrscheinlichkeit eines Sturzes erhöht sich. Die Angst beim Gehen nimmt zu. Bewegung wird vermieden. Die Muskulatur wird nicht mehr trainiert und folglich abgebaut. Die Abwärtsspirale dreht sich immer schneller nach unten zu. Unsicherheit und Schwindel werden schlimmer.

Der unbehandelte Schwindel im höheren Lebensalter entwickelt sich nach einer Weile gleichsam zu einer Art „Multiorganversagen" der Gleichgewichtsregulation, wobei es schwierig ist, einzelne Auslöser zu ermitteln.

Nebenwirkungen

Bei einem Patienten im höheren Lebensalter mit anhaltendem Schwindel steht die Überprüfung aller seiner einzunehmenden Medikamente auf mögliche Nebenwirkungen an erster Stelle. Sehr viele Präparate lösen Schwindel aus (siehe Seite 66). Die „üblichen Verdächtigen" sind Blutdrucksenker, Schlafmittel, Antidepressiva und Medikamente gegen Epilepsie, die auch häufig bei Schmerzen verordnet werden. Daher ist die sehr sorgfältige Lektüre der Beipackzettel unbedingt angeraten.

Bekommt die betreffende Person nur ein einziges Medikament, lässt sich der Übeltäter relativ schnell benennen. Doch leider finden sich bei Senioren oft ganze Stapel von Verordnungen aus den unterschiedlichen medizinischen Fachgebieten. Nach aktuellen Untersuchungen des Robert Koch-Instituts nimmt die Hälfte der 70–80-Jährigen Tag für Tag mehr als acht unterschiedliche

Präparate ein! Bei dieser Vielzahl von Medikamenten ist es auch für Experten unmöglich, die Neben- und Wechselwirkungen korrekt einzuschätzen. Wir wissen schlicht nicht, was so ein Medikamentenmix im menschlichen Körper alles anrichten kann.

In solchen Fällen hilft ein Auslassversuch – natürlich in Absprache mit dem behandelnden Arzt. Oft haben sogenannte *drug holidays* („Medikamenten-Ferien") überraschende Wirkungen. Nicht selten lösen sich Beschwerden einfach auf, die zuvor durch noch mehr Medikamente bekämpft werden mussten.

Diagnose

Gerade bei Menschen im höheren Alter ist die präzise Diagnostik des Schwindels wesentlich, vor allem, wenn es darum geht, folgenreichen Stürzen vorzubeugen. Statt sich mit der Einschätzung „Altersschwindel" einfach zufriedenzugeben, ist der Gang zum Augenarzt, HNO-Arzt oder Neurologen auch für Ältere sinnvoll und notwendig. Manchmal führt bereits eine Anpassung der Brillenstärke zu einer Besserung der Beschwerden, vielleicht liegt die Ursache aber auch in einem Lagerungsschwindel, der mit einem Befreiungsmanöver geheilt werden kann.

Sturzgefährdung

Schwindel und Sturzgefahr sind im Alter eng verbunden. Es gibt einige einfache Tests, die Sie selbst durchführen können, um Ihre mögliche Sturzgefährdung einzuschätzen.

Sesseltest: Können Sie sich ohne den Einsatz Ihrer Arme aus einem Sessel erheben? Wenn nein, kann das bereits ein Alarmzeichen sein.

Tandemstand: Stellen Sie beide Füße so voreinander, dass die Spitze Ihres hinteren Fußes die Ferse des vorderen berührt. Beide Füße befinden sich dabei auf einer gedachten Linie. 10 Sekunden lang sollten Sie das Gleichgewicht halten können.

Einbeinstand: Wie lange können Sie auf einem Bein stehen? 10 Sekunden sollten Sie möglichst auch hier schaffen!

Aufstehtest *(Chair-Rising-Test)*: Setzen Sie sich auf einen Stuhl und kreuzen Sie die Arme vor der Brust, damit Sie diese beim Aufstehen nicht zu Hilfe nehmen können. Stehen Sie schnell auf und setzen Sie sich dann sofort wieder hin. Wiederholen Sie diese Bewegung so zügig wie möglich 5 Mal hintereinander. Schneller als in 4–5 Sekunden schaffen es auch Super-Sportler nicht! Wenn Sie weniger als 11 Sekunden brauchen, ist alles in Ordnung. Bei mehr als 11 Sekunden nimmt Ihr Sturzrisiko bereits zu.

Gehtest *(Timed-up-and-go-Test)*: Setzen Sie sich auf einen Stuhl. Stehen Sie dann auf und gehen Sie so schnell wie möglich drei Meter weit. Drehen Sie sich um, kehren Sie zum Stuhl zurück und setzen Sie sich wieder hin. Sie können alle Hilfsmittel benutzen, die Sie möchten (z. B. einen Stock). Falls Sie weniger als 10 Sekunden benötigen, ist alles in Ordnung. 20 Sekunden deuten auf gewisse Beeinträchtigungen hin. Wenn Sie aber länger als 30 Sekunden brauchen, ist das ein Hinweis auf eine erhebliche Einschränkung Ihrer Beweglichkeit.

Gehgeschwindigkeit: Im Alter nimmt die Gehgeschwindigkeit ab. Sie verringert sich um etwa 1 Prozent pro Jahr. Üblicherweise können Erwachsene in einer Stunde 5 Kilometer (das sind ca. 1,4 Meter pro Sekunde) zurücklegen. Bei 1 Meter pro Sekunde (3,6 km/h) ist noch alles o. k. Doch wenn die Gehgeschwindigkeit auf unter 0,6 m/s (2,1 km/h) fällt, ist das ein Warnzeichen.

Multitasking: Neigen Sie dazu, bei einem Spaziergang anzuhalten, wenn Sie etwas sagen möchten? Können Sie im Gehen gleichzeitig rechnen, beispielsweise von 100 in Dreierschritten rückwärts zählen (100-97-94-91 …). Normalerweise sollten Sie Reden und Rechnen im Gehen miteinander verbinden können.

Wenn Sie bei einem, mehreren oder gar allen Tests Schwierigkeiten haben, ist das ein ernster Hinweis auf eine Sturzgefährdung. Resignation und Rückzug sind in diesem Fall jedoch fehl am Platz und können fatale Folgen haben. Allerdings besteht jetzt ein dringender Handlungsbedarf! Neben dem Gleichgewichtstraining (siehe Seite 146 ff.) sind auch ein allgemeines körperliches Training und Muskelaufbau sinnvoll.

Sturzangst

Schwindel führt bei Menschen höheren Alters häufig dazu, dass sie ihr Gleichgewicht verlieren und hinfallen. Das wiederum ruft die Furcht vor einem weiteren Sturz hervor: Ein Teufelskreis entsteht. 25–50 Prozent aller Senioren sollen unter derartigen Ängsten leiden. Und wie so häufig bewirkt diese Angst ein Meidungsverhalten. Um ja nicht zu stürzen, vermeiden die Betroffenen aktive Bewegung. Das Fahrradfahren wird aufgegeben, sportliche Betätigungen eingeschränkt und beim Gehen lieber ein Stock zu Hilfe genommen. Selbst beim Laufen in den eigenen vier Wänden suchen sie Halt. Am sichersten erscheint der bequeme Sessel.

Ein solches Meidungsverhalten endet fast zwangsweise in einer Abwärtsspirale: Koordination, Gleichgewicht und Kraft lassen nach – und damit nimmt die echte Sturzgefahr zu. In der Wissenschaft wird von einer nachlassenden „sturzassoziierten Selbstwirksamkeitserwartung“ gesprochen. Mit anderen Worten: Die älteren Menschen trauen sich immer weniger zu, schwierige motorische Situationen (steile, unebene Wege und solche oder Treppen ohne Geländer) im Alltag alleine zu meistern.

Angst und das schwindende Vertrauen in die eigenen Fähigkeiten werden zu einem echten Risikofaktor. Wer sich in sein „Schneckenhaus“ zurückzieht und voller Sorgen daran denkt, dass er ja eigentlich mal rausgehen müsste, ein bisschen herumlaufen oder wenigstens zum Einkaufen, und es letztendlich dann doch unterlässt, untergräbt seine Lebensqualität insgesamt. Denn auf diese Weise verlieren die Menschen ja auch viele ihrer sozialen Kontakte und werden auch dadurch häufiger bedrückt und depressiv. So dreht sich die Abwärtsspirale noch schneller zu.

Therapie

Die Therapie beginnt mit zwei Dingen, bei denen Sie Vorsicht walten lassen sollten:

1. Bei der medikamentösen Therapie gilt die Regel: Weniger ist mehr! Die sogenannten Anti-Schwindel-Medikamente (Antivertiginosa) haben eine dämpfende Wirkung auf das Gehirn und damit auch auf die Gleichgewichtsregulation; ähnlich wie Alkohol oder Schlafmittel. Daher sollten solche Präparate allenfalls kurzfristig (z. B. bei starker Übelkeit) eingenommen werden.

2. Wenn die Gangunsicherheit groß ist, wird häufig ein Rollator als Lösung empfohlen. Auch hier sollten Sie allerhöchste Vorsicht walten lassen! Dieses Hilfsmittel kann kurzfristig durchaus geeignet sein, um nach einer Verletzung oder längerer Krankheit wieder gehen zu lernen. Doch wer seinen Rollator über einen längeren Zeitraum benutzt, lernt nicht das freie Gehen, sondern das Rollator-Gehen. Er entwickelt sich vom Zweibeiner zum Vierbeiner! So vergrößert das Hilfsmittel paradoxerweise die Gefahr, beim Alleine-Gehen zu stürzen.

Oft lässt sich keine einzelne Ursache für die Gleichgewichtsstörung finden, sondern es liegt ein ganzes Ursachenbündel vor. Dann muss man an mehreren Stellen gleichzeitig ansetzen. Die Übungen gegen Schwindel, die im praktischen Teil des Buchs (ab Seite 146) beschrieben sind, verhelfen auch älteren Menschen wieder zu einer besseren Balance.

Doch Sie können noch wesentlich mehr tun: Gehen Sie möglichst viel zu Fuß – wenn nötig, mit einer Begleitperson. Stützen Sie sich aber so wenig wie möglich bei ihr ab, sondern nutzen Sie den Partner nur als Absicherung für den Not-Fall. Versuchen Sie, ihre tägliche Gehstrecke langsam immer weiter auszudehnen. Mit ein wenig Durchhaltevermögen können Sie sich deutlich steigern.

Wer als älterer Mensch unter Schwindel leidet, verliert bis zu einem Drittel seiner Muskulatur. Falls Sie zuvor ein veritabler Bodybuilder waren, können Sie das längere Zeit problemlos wegstecken. Für normale Zeitgenossen ist jedoch schnell eine kritische Grenze unterschritten, bei der ihre Mobilität allein durch die Krafteinbuße bedroht ist. Daher ist es für die meisten Senioren wesentlich und auch möglich (!), ihre Muskeln gezielt wiederaufzubauen. Trauen Sie sich ruhig ins Fitness-Studio und nehmen Sie auch physiotherapeutische Unterstützung in Anspruch.

Neben Kraft müssen Koordination und Geschicklichkeit geübt und verbessert werden. Letztlich ist jede Art von Bewegung gut. In einer Gruppe machen Dinge oft mehr Spaß als alleine, beispielsweise Gymnastik, Aquajogging, Walken, Tanzen, Tai Chi und vieles mehr.

WER SICH BEWEGT, BLEIBT AUCH IM „OBERSTÜBCHEN" RÜSTIG!

Es gibt zahlreiche Untersuchungen, worin ein Zusammenhang von körperlicher und geistiger Fitness nachgewiesen wurde. Wer seinen Körper kaum bewegt, wird auch geistig weniger beweglich! 3 Kilometer Gehen am Tag bedeutet ein halb so großes Alzheimer-Risiko im Vergleich zu einer Gehstrecke von nur 300 Metern. Für die sogenannte vaskuläre, das heißt, die durchblutungsbedingte Demenz liegt das Risiko für Bewegungsmuffel sogar mehr als zehn Mal so hoch wie für sportbegeisterte Senioren. Stramme Spaziergänge trainieren den Geist besser als das Lösen von Kreuzworträtseln. Wenn Sie sich dabei auch noch angeregt unterhalten, haben Sie das optimale Trainingsprogramm gefunden.

Schwindel und die Halswirbelsäule

Kaum ein Schwindel ist so umstritten wie der sogenannte zervikogene, also der durch die Halswirbelsäule verursachte Schwindel. Im Allgemeinen halten Orthopäden dies für eine bedeutsame Schwindelursache, während Neurologen oder HNO-Ärzte in diesem Zusammenhang nicht selten von einem „Mythos" sprechen.

Tatsächlich befinden sich sehr viele Rezeptoren in der Muskulatur der Halswirbelsäule. Sie leiten die Informationen über die Muskelspannung sowie die

Stellung von Hals und Kopf an Nervenkerne im Gehirn weiter. Von dort aus wird das komplexe Zusammenspiel von Kopf- und Augenbewegungen gesteuert. Falls diese Sensoren durch anhaltende Verspannungen beeinträchtigt sind, könnte es auch zu Störungen der Augenkoordination und damit zu Unsicherheit und Schwindel kommen.

Doch lässt sich das nachweisen? Erstaunlicherweise ist dies nach dem derzeitigen Stand der Medizin leider nicht möglich. Es fehlen wissenschaftlich gesicherte Methoden, um Schwindel, der von der Halswirbelsäule herrührt, von anderen Schwindelarten abzugrenzen.

Können also Verspannungen im Bereich der Halsmuskulatur zu Schwindel führen? Ja, möglicherweise! Allerdings steht zu bedenken, dass bei sehr vielen Menschen, vielleicht sogar bei den meisten, die Muskulatur im Nacken- und/oder Schulterbereich verspannt ist. Doch leiden sie längst nicht alle unter Schwindel.

Da es im Allgemeinen nicht schadet, wenn die Muskeln von Nacken und Schultergürtel gelockert werden, ist der Besuch beim Physiotherapeuten durchaus eine therapeutische Option. Wird die Behandlung gleichzeitig als angenehm und entspannend erfahren, kann dadurch auch jede Art von Schwindel nachlassen, bei dem Anspannung und Stress eine gewisse Rolle spielen.

Größere Zweifel scheinen mir angebracht gegenüber der Vorstellung, Schwindel könnte durch verschobene Wirbel bedingt sein, die dann durch entsprechende Manipulationen eines entsprechenden Behandlers wieder an den richtigen Ort gedrückt werden sollten. Da hier – zwar seltene, aber schwerwiegende – Komplikationen bekannt wurden, rate ich von solchen Eingriffen ab.

Schwindel durch Medikamente

Bereits beim Thema „Altersschwindel“ bin ich auf die Problematik der Nebenwirkungen von Medikamenten eingegangen. Hier möchte ich diesen Aspekt noch weiter vertiefen.

Falls Sie unter Schwindel leiden und gleichzeitig regelmäßig Medikamente einnehmen, empfehle ich Ihnen, als Erstes einen Blick auf den Beipackzettel zu werfen. Findet sich „Schwindel“ in der Liste der dort aufgeführten Nebenwirkungen? Das ist ganz besonders wichtig, wenn Sie bereits älter sind oder Ihnen – vielleicht auch von verschiedenen Ärzten – mehrere Präparate gleichzeitig verordnet wurden.

Die Anzahl der Substanzen, die Schwindel verursachen, ist unüberschaubar. Weit über 700 verschiedene Stoffe haben häufig oder sogar sehr häufig diese Nebenwirkung.

Besonders oft tritt Schwindel nach der Einnahme von Medikamenten folgender Substanzklassen auf:

- Antidepressiva
- Schlaf- und Beruhigungsmittel
- Muskelentspannungsmittel, krampflösende Mittel
- Schmerz- und Rheumamittel
- Mittel gegen Übelkeit und Schwindel (!)
- Medikamente gegen Epilepsie oder Parkinson
- Blutdrucksenkende Mittel
- Wassertreibende Mittel
- Antibiotika
- Antipilzmittel
- Antiwurmmittel

Was ist zu tun, wenn „Schwindel“ als mögliche Nebenwirkung eines oder gar mehrerer Ihrer Medikamente genannt ist? Sprechen Sie zuerst mit Ihrem Hausarzt. Wie notwendig sind die betreffenden Tabletten wirklich? Können Sie einen Auslassversuch wagen? Manch einer hat sich im „Urlaub von seinen Medikamenten“ *(drug holiday)* besser erholt als in seinem echten Urlaub. Wenn auf diese Medikamente nicht verzichtet werden kann – gibt es eine Alternative dazu oder reicht vielleicht auch eine niedrigere Dosierung aus?

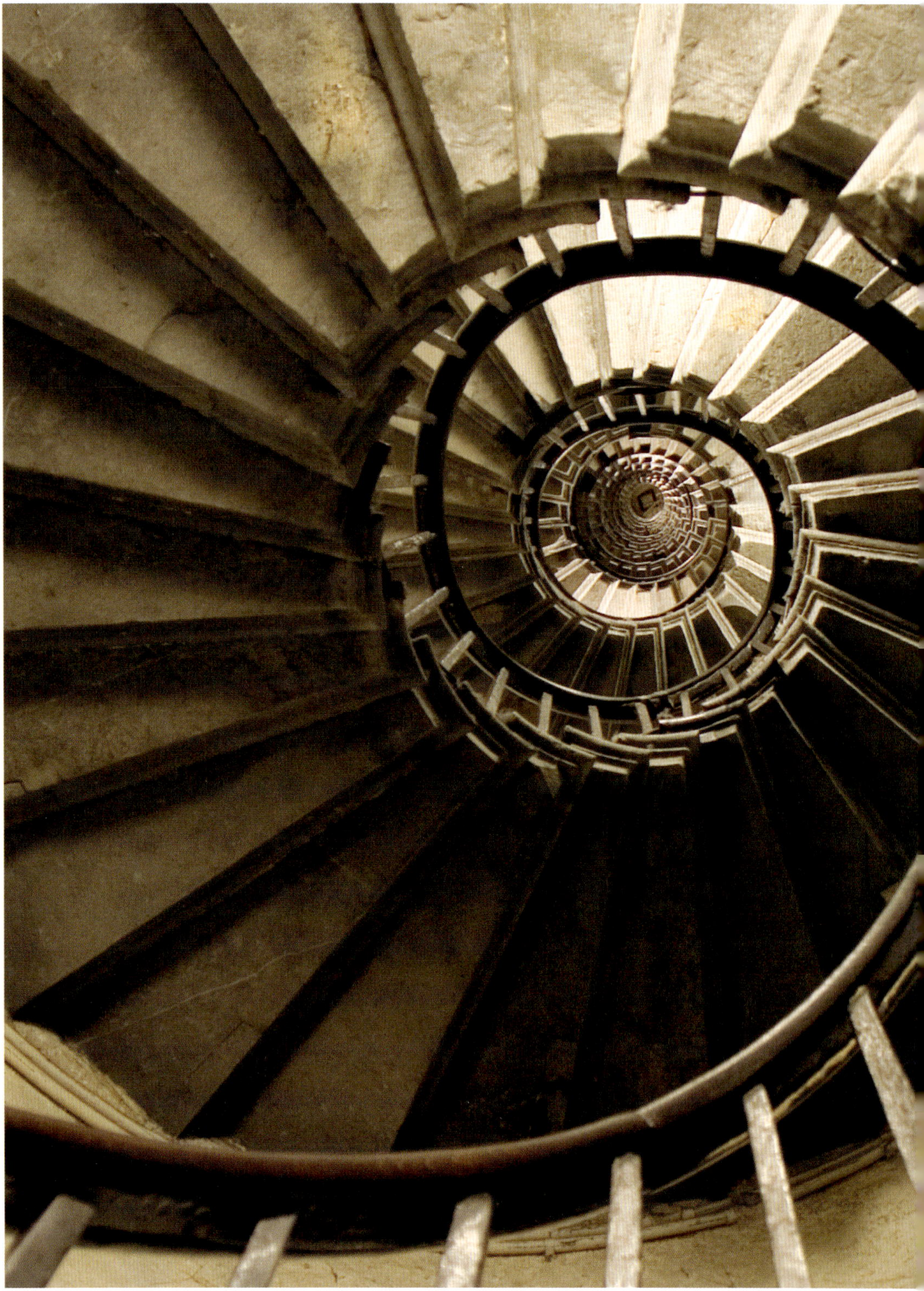

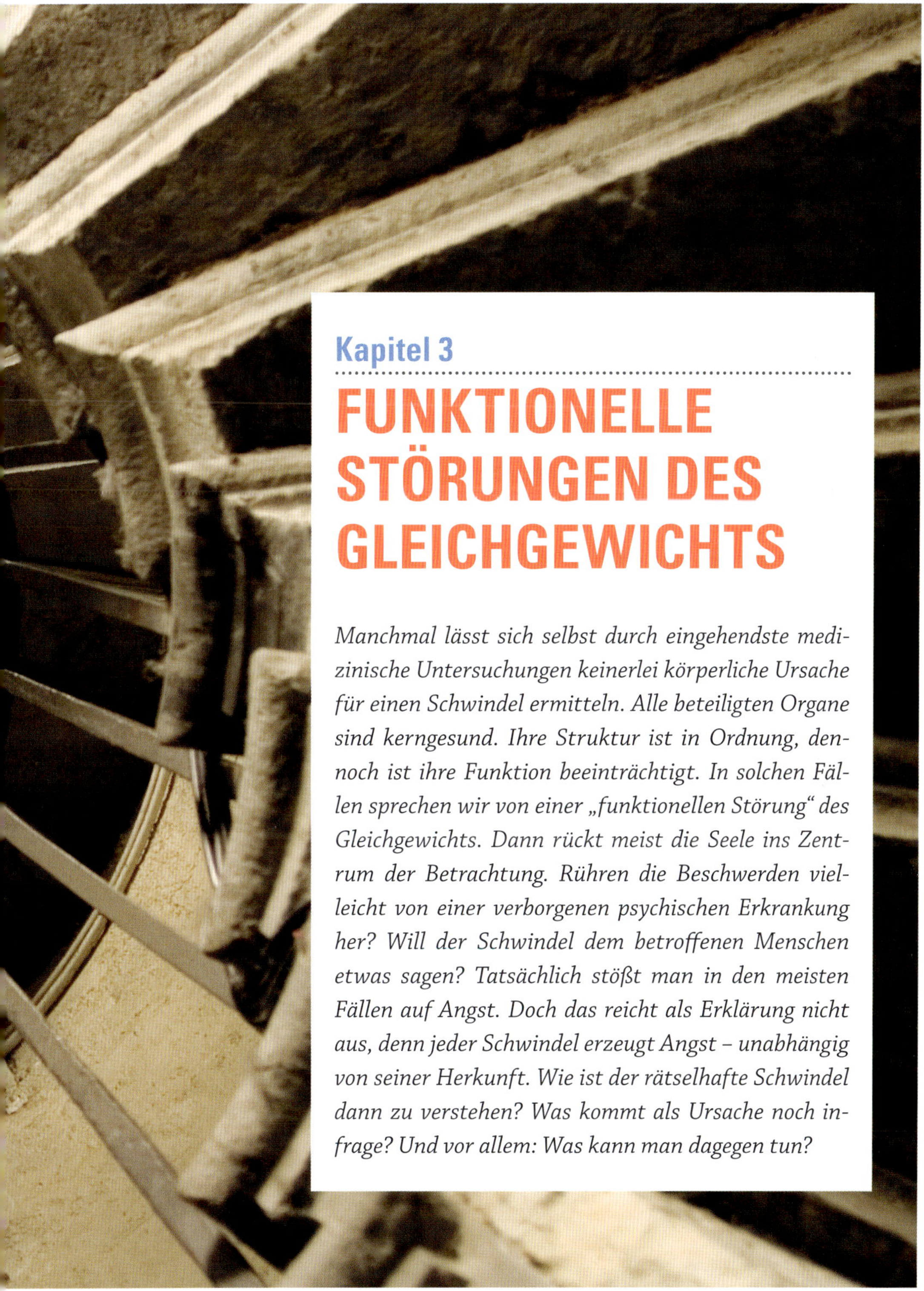

Kapitel 3

FUNKTIONELLE STÖRUNGEN DES GLEICHGEWICHTS

Manchmal lässt sich selbst durch eingehendste medizinische Untersuchungen keinerlei körperliche Ursache für einen Schwindel ermitteln. Alle beteiligten Organe sind kerngesund. Ihre Struktur ist in Ordnung, dennoch ist ihre Funktion beeinträchtigt. In solchen Fällen sprechen wir von einer „funktionellen Störung" des Gleichgewichts. Dann rückt meist die Seele ins Zentrum der Betrachtung. Rühren die Beschwerden vielleicht von einer verborgenen psychischen Erkrankung her? Will der Schwindel dem betroffenen Menschen etwas sagen? Tatsächlich stößt man in den meisten Fällen auf Angst. Doch das reicht als Erklärung nicht aus, denn jeder Schwindel erzeugt Angst – unabhängig von seiner Herkunft. Wie ist der rätselhafte Schwindel dann zu verstehen? Was kommt als Ursache noch infrage? Und vor allem: Was kann man dagegen tun?

Höhenschwindel und Höhenangst

Trauen Sie sich auf hohe Türme? Können Sie vom Balkon eines Hochhauses hinunterblicken? Schaffen Sie es, an den Rand eines tiefen Abgrunds zu treten? Können Sie auch höhere Leitern erklimmen? Steigen Sie in ein Riesenrad ein? Fahren Sie gerne in einem gläsernen Aufzug? Können Sie von hohen Brücken hinunterschauen?

Wenn Sie auf die Mehrzahl der Fragen mit „Nein, danke!" antworten, dann leiden Sie wahrscheinlich an Höhenangst beziehungsweise Höhenschwindel.

Häufigkeit

Höhenangst ist ein ausgesprochen häufig auftretendes Phänomen. Rund ein Drittel aller Frauen und ein Viertel des „starken Geschlechts" verspüren zumindest gelegentlich eine gewisse Beklommenheit beim Blick in große Tiefen sowie beim Besteigen hoher Türme oder Berge. Das Spektrum der Empfindungen kann von einem mulmigen Gefühl bis zu Todesängsten reichen. Schwer Betroffene sind im Alltag in ihrer Bewegungsfreiheit erheblich eingeschränkt. Sie reagieren mit Schwindel, Beklemmungsgefühlen, Atemnot, Schwitzen, Herzrasen bis hin zu Panikattacken und versuchen, diese Situationen nach Möglichkeit und unter manchmal großem Aufwand oder über Umwege zu meiden. In so einem Fall liegt eine echte Phobie vor, eine sogenannte Akrophobie (vom Griechischen *ákros* „Gipfel", „Spitze" und *phóbos* „Furcht", „Angst").

Auslöser

Höhenängste lassen sich manchmal auf ein erstes angsterregendes Ereignis, einen „Angstauslöser", zurückführen, so etwa auf das Besteigen eines hohen Turms, einer gefährlichen Leiter oder das Begehen eines nahe an einem Abgrund verlaufenden schmalen Pfads ohne ausreichende Sicherung. Am häufigsten beginnen die Ängste bei Teenagern, doch schützt uns auch ein höheres Alter nicht vor dem Ausbruch der Symptomatik. Interessanterweise leiden Migränepatienten (siehe Seite 49 ff.) häufiger darunter.

Hintergrund: die Parallaxenverschiebung

Häufig wird zwischen den beiden Begriffen „Höhenschwindel“ und „Höhenangst“ nicht ausreichend unterschieden. Eigentlich ist Höhenschwindel und damit verbunden eine gewisse Standunsicherheit im Angesicht von Abgründen ein völlig normales Phänomen und bei fast allen Menschen und vielen Tieren anzutreffen. Höhenangst hingegen hat – wie der Name bereits andeutet – zumeist andere, tiefer gehende Ursachen.

Zur Raumorientierung setzen wir Menschen unter anderem auch die sogenannte Bewegungsparallaxe ein. Dabei geht es, kurz gefasst, um Folgendes: Halten Sie das Buch, das Sie gerade lesen, einmal so, dass Sie im Hintergrund gleichzeitig den Raum sehen können, in dem Sie sich befinden. Während Ihre Hand das Buch ruhig hält, bewegen Sie Ihren Kopf leicht von links nach rechts. Sie werden bemerken, wie sich der Hintergrund gegenüber dem Buch verschiebt.

Halten Sie das Buch nun so, dass Sie aus einem Fenster weiter in die Ferne, beispielsweise in die Landschaft, sehen können. Wenn Sie Ihren Kopf erneut bewegen, werden Sie feststellen, dass sich nahe Gegenstände deutlich stärker bewegen als weit entfernte Bereiche der Landschaft. Eine ähnliche Erfahrung können Sie beim Blick durch das Seitenfenster eines Autos oder eines Zuges machen: Nahe Büsche sausen mit hoher Geschwindigkeit vorbei, die Berge in der Ferne scheinen still zu stehen.

Diese sogenannte Parallaxenverschiebung können wir Menschen nutzen, um Tiefeninformationen über einen Raum bis zu einer Entfernung von ungefähr 200 Metern zu gewinnen. Die Methode steht auch Einäugigen zu Verfügung, denen es nicht möglich ist, die Raumtiefe mithilfe des Stereoeffekts zu ermitteln, der bis rund 20 Meter Entfernung funktioniert.

Physiologisches Schwanken

Wir nutzen also die Parallaxenverschiebung zur Raumorientierung. Sie können dies mit zwei einfachen Experimenten nachvollziehen:

Versuch 1:

Stellen Sie sich auf ein Bein und versuchen Sie, das Gleichgewicht zu halten, während Sie gleichzeitig aus einem Fenster hinausschauen. Achten Sie darauf, dass Sie auch den Fenstergriff, Teile des Rahmens oder andere nahe Objekte in Ihrem Blickfeld behalten. Je nach Trainingsgrad und Alter werden Sie Ihr Gleichgewicht mehr oder weniger mühelos über längere Zeit halten können. Schließen Sie nun ein Auge, um die Tiefeninformation durch den Stereoeffekt auszuschalten. Möglicherweise fällt es Ihnen jetzt schon ein wenig schwerer, in der Balance zu bleiben. Allerdings können Sie jetzt vom Parallaxeneffekt profitieren. Sobald Sie sich ein wenig auf eine Seite bewegen, verschiebt sich beispielsweise der Fenstergriff deutlich stärker als der Hintergrund draußen. Daraus errechnet das Gehirn eine Rauminformation, die Ihnen beim Halten Ihres Gleichgewichts hilfreich ist. Der einbeinige Stand wird Ihnen damit immer noch gut gelingen.

Versuch 2:

Rollen Sie zur Vorbereitung eine Zeitung so zusammen, dass eine Röhre mit einem Innendurchmesser von etwa 10 Zentimetern entsteht. Stellen Sie sich erneut auf ein Bein vor das Fenster und schauen Sie nun mit einem Auge durch die Papierröhre. Benutzen Sie die Zeitung wie ein Fernrohr, mit dem Sie auf ein möglichst weit entferntes Objekt, etwa einen Berg oder den Himmel, zielen. So wird es Ihnen nur noch sehr schwer möglich sein, Ihr Gleichgewicht zu halten. Dieser Versuch funktioniert bereits, wenn Sie mit Ihren beiden Händen eine Art Fernrohr formen, durch das Sie mit einem Auge sehen.

Was ist passiert? Beim Blick durch die Röhre wird die Rauminformation infolge des fehlenden Parallaxeneffekts erschwert oder sogar aufgehoben. Sie sind jetzt für Ihre Raumorientierung praktisch ausschließlich auf die Informationen aus Ihrem Körper (Propriozeption) und von Ihrem Vestibularorgan angewiesen.

Vielleicht haben Sie folgende Situation auch schon einmal erlebt: Wenn Sie auf einem Berg stehend durch ein Fernglas sehen, ohne dass gleichzeitig nahe Objekte im Blickfeld sind, kann es Ihnen schwindlig werden, und Sie beginnen leicht zu schwanken. Gehen Sie deshalb in gefährlichem Gelände mit einem Fernglas besser vorsichtig um!

Missglückter Ausgleichsversuch

Wie erwähnt, erzeugen die leichten Bewegungen während des Stehens eine Rauminformation. Je näher die Objekte sind, desto stärker ist ihre relative Bewegung zum Hintergrund. Bei weiter entfernten Objekten wird die Einschätzung der Entfernung mithilfe der Parallaxenverschiebung immer schwieriger. Allerdings verbessert ein stärkeres Schwanken von Kopf oder Körper die Informationslage!

Wenn Sie jemand fragt, wie weit weg wohl ein in großer Ferne liegendes Objekt sein könnte, bewegen Sie unwillkürlich Ihren Kopf oder sogar den ganzen Körper wechselweise von einer zur anderen Seite und gewinnen so eine bessere Orientierung.

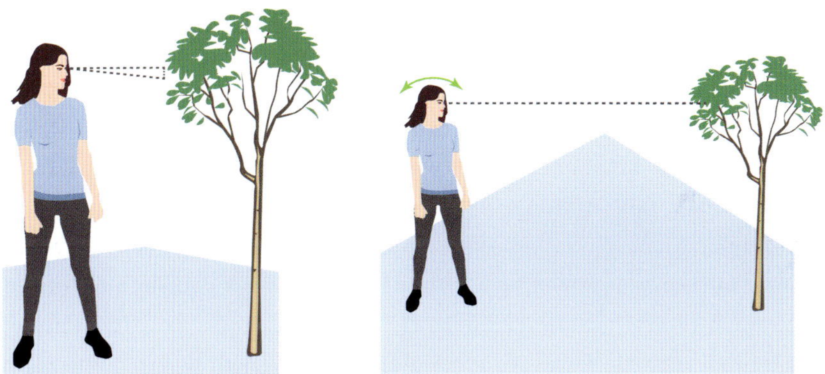

Abb. 20: Parallaxenverschiebung

Beim Blick in die Tiefe prägt sich dieser Effekt sogar noch aus. Ab einer Entfernung von etwa 3 Metern versuchen wir unwillkürlich, durch verstärktes Schwanken die Tiefe exakter einzuschätzen. Bei 20 Metern hat das Schwanken dann seine maximale Stärke erreicht. Dabei muss unser Blick nicht unbedingt senkrecht nach unten gerichtet sein. Schon bei einem Hang mit einer Neigung von 45 Grad setzt diese automatische Bewegung ein, ihr Maximum erreicht sie bei einer Hangneigung von 70–80 Grad.

Doch dieser Mechanismus, der eigentlich zur Verbesserung der Orientierung gedacht ist, hat in bestimmten Situationen einen gravierenden Nachteil: Immer wenn eine tatsächliche Sturzgefahr gegeben ist, entsteht durch das vermehrte Schwanken nicht etwa Sicherheit, sondern eine echte Bedrohung. Die jetzt aufwallende Angst hat also einen durchaus realen Hintergrund und nichts mit überängstlich oder gar „neurotisch“ zu tun.

Angst, Meidung und Hyperventilation

Ob sich aus einem Höhenschwindel eine Höhenangst oder gar eine ausgeprägte Akrophobie (vom Griechischen *ákros* „Gipfel“, *phóbos* „Angst“) entwickelt, hängt von der nun einsetzenden Verarbeitung der entstandenen Irritation ab. Wird das Schwanken vor dem Abgrund interessiert, vielleicht sogar amüsiert registriert, dann sind mögliche negative Auswirkungen vermutlich gering. Ist die Situation jedoch von Erschrecken, Angst oder sogar Panikgefühlen begleitet, dann wird die Entstehung einer Höhenangst schon viel wahrscheinlicher. Je stärker die innere Bedrohung empfunden wird, desto eher verwandelt sich der normale Höhenschwindel in Höhenangst.

Nach einem Erlebnis von Höhenschwindel gehen einige Menschen solchen angsterregenden Situationen konsequent aus dem Weg. Das ist verständlich, macht das Problem aber leider nur noch schlimmer. Denn Ängste neigen zur Ausbreitung! Am Anfang lassen die Betroffenen nur hohe Türme „links liegen“, doch allmählich tritt die Angst immer früher auf, also auch bereits beim Blick von Brücken, hohen Gebäuden, Leitern und Ähnlichem. Nach einiger Zeit verursacht schon der Blick über das Treppengeländer ein mulmiges Gefühl.

Dementsprechend meiden diese Menschen luftige Höhen jetzt ganz. Was innerlich als Lösung erscheint, mutiert in kurzer Zeit zum Problem: Dadurch, dass sie auch nur scheinbar gefährliche Situationen meiden, können die Betroffenen nicht mehr erfahren, dass Brücken oder Seilbahnen in Wirklichkeit keineswegs eine Lebensgefahr für sie darstellen. Kurz: Schwindel, Angst und Meidungsverhalten führen in einen Teufelskreis.

Der Höhenschwindel geht häufig mit einer beschleunigten Atmung einher. Wie später (siehe Seite 120 ff./128) noch ausführlich erläutert, wird durch den verstärkten Gasaustausch eine zweite, unabhängige Form des Schwindels ausgelöst. Beide verstärken einander nun gegenseitig, und daraufhin kommt es zu einer Mischung aus phobischem Schwankschwindel und Höhenangst. Am Ende steht dann die feste subjektive Überzeugung, dass Höhen und Abgründe bedrohlich sind und dementsprechend unbedingt gemieden werden müssen. Eine Akrophobie ist entstanden.

Höhenschwindel und Körperhaltung

Der Höhenschwindel ist abhängig von der Zeit der Exposition (d. h. von der Zeit, die jemand der betreffenden Situation ausgesetzt war) und der Körperhaltung. Ein scheuer Blick in den Abgrund schadet selten, denn die problematischen Ausgleichsschwankungen setzen erst nach einigen Sekunden ein.

Gleichzeitig ist der Schwindel stark abhängig von der Körperhaltung und damit von der Möglichkeit zu schwanken. Am stärksten ist er, wenn Sie frei und aufrecht stehen. Schon ein wenig besser wird es, wenn Sie einen Halt haben, etwa einen Stock oder ein Geländer. Noch günstiger ist eine sitzende Position, beispielsweise auf einem Stuhl, Baumstumpf oder Stein. Dabei können Sie Ihren Kopf noch zusätzlich auf den Stock stützen.

Lässt der Schwindel immer noch nicht nach, empfiehlt es sich, auf die Knie zu gehen. Den ganz hartnäckigen Höhenschwindlern bleibt jetzt nur noch, sich flach auf den Bauch zu legen und solcherart geschützt über die Kante zu spähen. Dabei ist ein Höhenschwindel dank der ultrastabilen Lage quasi ausgeschlossen.

Es kann einem natürlich schon ein bisschen peinlich sein, sich einem Abgrund auf Knien zu nähern oder gar auf dem Bauch heranzurobben, während andere Wanderer daneben fröhlich ihre Brotzeit genießen und offenbar keine Ahnung von der sie umgebenden Gefahr haben. Trotzdem sollten Sie in einem unbeobachteten

Moment ruhig versuchen, den Unterschied zwischen Stehen und Liegen am eigenen Leib zu erfahren. Auf diese Weise erleben Sie dann hautnah, dass sich Ihr Höhenschwindel binnen Sekunden in Wohlgefallen auflösen kann.

ERWORBENE UND ANGEBORENE ANGST

Hinsichtlich aller zentralen Überzeugungen und Orientierungen lernen Kinder sehr früh am Vorbild der Eltern. Wenn diese bereits mit Angst und Schrecken reagieren, sobald sich ihr Kind dem offenen Fenster oder Balkon auch nur nähert, vermittelt sich dem jungen Menschen die Überzeugung: Hier droht Gefahr! Ein Kind ist anfänglich nicht in der Lage, zwischen situationsadäquaten Bedenken und weit übertriebenen Ängsten seiner Eltern zu unterscheiden. Daher kann sich die Höhenangst eines Elternteils ohne Weiteres auf das Kind übertragen.

*Der Respekt vor großer Höhe ist zumindest teilweise angeboren und dürfte zu unserer Grundausstattung an natürlichen Schutzreflexen gehören. Kinder im Krabbelalter, die noch keine Erfahrungen mit gefährlichen Abgründen gemacht haben, schrecken unmittelbar davor zurück, wenn sie etwas als Tiefe wahrnehmen. Dies geschieht sogar dann, wenn eine solche Landschaft, etwa eine Steilklippe, nur als optische Täuschung (*trompe l'œil*) auf den Fußboden gemalt ist.*

Ähnliches gilt für viele Tiere. Hunde weigern sich häufig weiterzugehen, wenn Sie einen Gitterboden betreten sollen, der ihnen einen ungeschützten Blick in die Tiefe eröffnet.

Diagnose

Der Unterschied zwischen einem normalen Höhenschwindel und auffälliger Höhenangst ist natürlich fließend.

Hinweise auf eine Akrophobie sind:

- Auffällig starker Schwindel und ausgeprägte Angst beim Blick in die Tiefe
- Widerspruch zwischen geringen Höhen/Tiefen und einer großen Heftigkeit der Gefühle
- Ausgeprägte körperliche Beschwerden: Herzklopfen, Schwitzen, Beklemmungsgefühle in der Brust, Atemnot
- Meidung von Situationen, die mit der Besteigung von Treppen, Türmen und Ähnlichem verbunden sind
- Angst bei dem Gedanken an Höhe/Abgründe

- Angst beim Anblick von Menschen in scheinbar gefährlichen Situationen, etwa Dachdecker und Schornsteinfeger („Ich kann gar nicht hinsehen!")
- Längeres Andauern der Ängste

Therapie

Höhenangst lässt sich sehr gut behandeln! Zuerst sollten Sie jedoch erfahren, was Sie gar nicht erst zu versuchen brauchen.

Ungeeignete Maßnahmen:

- Nehmen Sie niemals Medikamente gegen Schwindel! Pflanzliche/naturheilkundliche Präparate wirken, wenn überhaupt, nicht besser als Placebos. Mittel gegen Übelkeit und Schwindel dämpfen zwar die Schwindelempfindung, können Sie aber – etwa im Hochgebirge – in echte Gefahr bringen. Die reale Absturzgefahr erhöht sich nämlich durch die Verlangsamung und die Müdigkeit nach der Einnahme deutlich!
- Auch Beruhigungsmittel (Typ „Valium") nehmen zwar die Angst, wirken sich aber gleichfalls negativ auf das Koordinationsvermögen aus. Das Gleiche gilt für Alkohol.

Vielleicht empfinden Sie es als naheliegend, die Ursachen Ihrer übertriebenen Angst mithilfe einer Psychotherapie zu ergründen. Dabei kann sich Ihr Augenmerk etwa auf die Ängste in Ihrer Kindheit, die Angst der Eltern oder auf angsterregende Höhenerlebnisse in der Vergangenheit richten. Wahrscheinlich werden Sie hier Belastungen finden, deren Auswirkungen bis in die Gegenwart reichen. Doch so erhellend diese Erkenntnisse sein mögen, eine ausgewachsene Höhenangst wird sich davon nur selten beeindruckt zeigen! Die Betroffenen wissen dann lediglich, warum sie die Höhe meiden, ohne dass sich ihre Symptomatik selbst verändert.

Wirksame Therapie

Die Behandlung der Höhenangst wird von verhaltenstherapeutischen Ansätzen dominiert. Im Prinzip beruhen sie auf der Vermittlung der Einsicht, dass

Ängste unbegründetes „Kopfkino“ sind und die Situation emotional neu besetzt werden muss. Die Höhe soll statt mit Angst/Schrecken nun mit Sicherheit oder Wohlbefinden, zumindest aber mit einer neutralen Emotionalität verbunden werden. Um dieses Ziel zu erreichen, kann man auf unterschiedliche Weisen vorgehen:

1. Systematische Desensibilisierung: Der jeweilige Betroffene erstellt eine Liste von Situationen, die er mit Höhenängsten verbindet. Anschließend wird die Aufstellung nach der Schwere dieser Ängste geordnet. Ihre Skala könnte also vom Besteigen einer Haushaltsleiter bis zur Bewältigung eines ungesicherten Kletterpfads in den Alpen reichen. Parallel dazu erlernt der Klient ein Entspannungsverfahren wie beispielsweise die progressive Muskelrelaxation nach Jacobson.

Nun folgt die eigentliche Therapie. Der Klient versucht, sich zu entspannen und sich dabei vorzustellen, wie er auf die erste Stufe einer kleinen Haushaltsleiter steigt. In Gedanken bleibt er auf dieser Stufe so lange stehen, bis er völlig ruhig und gelöst ist. Auch ein mögliches Herzklopfen sollte abgeklungen sein. Dann folgt ein mutiger Schritt auf die nächste Stufe. Sobald Angst in ihm aufkeimt, geht der Klient eine Stufe zurück und bleibt darauf stehen, bis er sich wieder sicher fühlt. Prinzipiell wird dieses Vorgehen dann bis zum gedanklichen Bezwingen des ungesicherten Kletterpfads im Gebirge fortgesetzt. Dieses Verfahren zeigt durchaus Erfolge, die sich jedoch erst relativ langsam einstellen, und es kostet auch eine Menge Zeit.

2. Gestufte Konfrontation: Ähnlich, aber wirksamer ist es, wenn sich der Klient die entsprechenden Situationen nicht nur vorstellt, sondern sie real und hautnah erlebt. Auch bei dieser Vorgehensweise wird eine Liste von Situationen erstellt und diese dann tatsächlich mit Unterstützung eines Therapeuten abgearbeitet. Der Therapeut soll als Garant für Beruhigung und Sicherheit dienen. Entspannungstechniken können zusätzlich dazu beitragen, dem Klienten die Konfrontation zu erleichtern.

In der Praxis begleitet der Therapeut seinen Klienten erst auf die Haushaltsleiter, dann durchs Treppenhaus und später auf das Dach eines Hochhauses. Beim Kletterpfad wird es meist schwierig, da unter den Psycho-Fachleuten meines Wissens nur wenige erfahrene Bergsteiger zu finden sind. Diesen Schritt müssen die Höhenschwindligen dann mit der Hilfe von Freunden oder professionellen Bergführern bewältigen oder zunächst noch auf die Höhenluft verzichten.

Gleichermaßen kurz wie hart ist **die dritte Therapieform**. Sie ähnelt dem zweiten Verfahren, beginnt aber gleich mit der für den Klienten allerschlimmsten Situation oder zumindest mit einer der schwierigsten. Nach entsprechender intellektueller Vorbereitung und dem Erlernen einer Entspannungsmethode klettert der Klient in Begleitung seines Therapeuten auf einen hohen Turm.

Anfänglich wird dieser die enge körperliche Nähe zu seinem Höhenangst-Klienten halten und ihm auch durch sein unerschrockenes Benehmen als Vorbild dienen. Nach unserer Erfahrung ist die körperliche Berührung oder ein unmittelbares Festhalten besonders wirkungsvoll, um die aufkeimende Panik des Betroffenen zu dämpfen.

Auf diesem Turm sollten der Akrophobiker und sein Therapeut dann so lange ausharren, bis sich der Klient innerlich möglichst weitgehend entspannt hat und seine Herzfrequenz wieder normal ist. Am Ende sollte sich der Klient auch ohne die direkte Unterstützung des Therapeuten frei in beziehungsweise auf dem Turm bewegen und schließlich den gefürchteten Blick in die Tiefe wagen können.

Das ist zweifellos eine im Wortsinn schweißtreibende Vorgehensweise! Der Lohn der Mühe besteht in sehr schnellen Erfolgen. Hat der Mensch auf dem Turm seinen Ängsten erfolgreich getrotzt, dann lächelt er nur noch entspannt, wenn er an die ehemals gefürchtete Haushaltsleiter denkt.

Sehr wesentlich ist bei der Therapie von Höhenangst/Höhenschwindel die Kontrolle der Atmung. Wie bereits kurz angedeutet, gesellt sich häufig ein zweiter

Schwindel (siehe Seite 75/120 ff.) hinzu, der sich durch Benommenheit, „Watte im Kopf“, ein „Glaswandgefühl“, Herzklopfen, Druckgefühle auf der Brust und Kribbeln äußert. Sobald solche Phänomene auftreten, ist eine Atemtherapie hilfreich, ich beschreibe sie ab Seite 183 ausführlich.

Der Höhenschwindel hat eine ganz normale physiologische Grundlage: Blickt ein Mensch in die Ferne oder in die Tiefe, verstärkt sich sein natürliches Schwanken, vor allem im Stehen. Daher sind solche Übungen sinnvoll, womit Betroffene die gefürchteten Situationen in einer entspannten, angstfreien Atmosphäre trainieren können. Entsprechende Anleitungen finden Sie ab Seite 168.

Ausgeprägte Höhenangst tritt häufig im Verein mit anderen, sogenannten funktionellen Beschwerden auf. Reizdarm, Schmerzen ohne körperlichen Befund, Migräne, Schlafstörungen, Reizempfindlichkeit oder Erschöpfungssyndrome gehören häufig dazu.

Das Mal de Débarquement-Syndrom (MdDS)

Wer längere Zeit auf einem Schiff war, weiß, wie sich das anfühlt, wenn man wieder „festen Boden unter den Füßen“ hat. Der scheint nämlich manchmal alles andere als fest zu sein: Der Hafenkai schwankt genauso wie zuvor das Schiff. Nach ein paar Stunden ist diese Empfindung zum Glück wieder abgeklungen, und die Erde hat Sie wieder.

Diese sehr spezielle Art des Schwindels wird mit dem französischen Begriff *Mal de Débarquement-Syndrom* (*mal* „Krankheit“, „Übel“, *débarquement* „Aussteigen“) bezeichnet, ist also eine Krankheit, die beim Aussteigen aus einem Schiff auftritt. Eine der Hauptbeschwerden ist ein Gefühl des Schaukelns, Schwankens, eben das Empfinden, sich auf unsicherem Boden zu bewegen, wie etwa auf einem Schiff oder Boot. Diese Phänomene sind häufig von Übelkeit und Angst begleitet.

Häufigkeit

Diese „Bewegungsillusion“ erleben bis zu 80 Prozent der Menschen, die sich über längere Zeit auf einem schwankenden Untergrund aufgehalten haben. Eine kurzfristige Beeinträchtigung ist natürlich keine Krankheit und nennt sich nur *Mal de Débarquement* (MdD), also ohne den Zusatz „Syndrom“. Ein kleiner Teil der Landgänger wird diese Beschwerden jedoch nicht wieder los. Das ist eine echte Krankheit mit erheblichen negativen Auswirkungen auf die Lebensqualität der Betroffenen und heißt dann entsprechend „Mal de Débarquement-Syndrom“ (MdDS).

Fallgeschichte

Marias „Unglücksreise“

Zu seinem fünfundsechzigsten Geburtstag wünschte sich Marias Mann endlich das, was er schon immer hatte machen wollen: eine Seereise auf einem traumhaften Kreuzfahrtschiff. Maria hatte sich jahrzehntelang dagegen gesträubt. Für sie war die Vorstellung einer Seereise alles andere als traumhaft. Sie fürchtete sich vor dem andauernden Geschaukel, dem sie sich nicht würde entziehen können. Doch schließlich willigte sie ein.

Die Reise verlief noch weit schlimmer, als Maria befürchtet hatte. An den meisten Tagen herrschte hoher Seegang, und sie lag fast die gesamte Zeit schwer seekrank in ihrer Kabine. Maria hatte nur einen Gedanken: runter von dem Schiff!

Doch umso größer war ihre Enttäuschung, als sie endlich das rettende Festland erreicht hatte: Der Hafenboden schien genauso zu schwanken wie zuvor das Schiff. Maria bekam schreckliche Angst, dass ihr Gleichgewichtssinn durch die Schiffsreise einen bleibenden Schaden erlitten haben könnte. Noch im Hafen ergriff sie eine heftige Panikattacke. Ihr Mann versuchte vergeblich, sie zu beruhigen. Auch er spürte die scheinbare Schiffsbewegung des Untergrunds, aber ihn störte sie nicht. Bei ihm klang die Symptomatik nach ein paar Stunden ab; bei Maria jedoch nicht.

In den folgenden zwei Jahren litt Maria nahezu unverändert unter dem Schwankgefühl. Lediglich im Liegen besserten sich ihre Beschwerden geringfügig. Daher verbrachte sie die meiste Zeit des Tages auf der Couch oder im Bett. Maria grübelte beständig darüber nach, was auf dem Schiff nur mit ihr passiert sein konnte. Aus dem Haus ging sie bald gar nicht mehr. Ihre körperliche Verfassung verschlechterte sich deutlich. Sie baute Muskeln ab, verlor zunehmend an Selbstständigkeit und musste schließlich geführt und gestützt werden, selbst wenn sie sich nur innerhalb ihrer Wohnung bewegen wollte. Maria suchte unzählige Ärzte auf. Doch ein krankhafter Befund konnte nie erhoben werden.

Beschwerdebild

Am häufigsten tritt die beschriebene Symptomatik nach einer Schiffsreise auf. Doch auch Flugreisen und Fahrten mit der Bahn oder dem Auto können die Beschwerden auslösen. In letzter Zeit berichten uns auch Menschen, die eine 3-D-Brille getragen hatten, von der eigentümlichen Bewegungsillusion.

Meist lässt das unangenehme Gefühl nach, sobald sich die Betroffenen erneut auf einem Schiff, in einem Zug oder im Auto befinden. In Ruhe kehrt das Schwanken jedoch unmittelbar wieder zurück.

Viele der Kranken klagen über weitere Beschwerden wie Benommenheitsgefühle, Sehstörungen, Übelkeit, Schlafstörungen, Kribbeln in der Haut, Erschöpfung, Abgeschlagenheit, Müdigkeit und eine allgemeine Unsicherheit beim Stehen. Auch andere funktionelle Störungen, wie Reizmagen, Reizdarm, Reizblase, treten gehäuft auf.

Frauen leiden öfter als Männer unter MdDS (über 75%). Wahrscheinlich bilden sensible Frauen in der Lebensmitte oder etwas darüber die Kerngruppe der Betroffenen. Auch Migräne scheint ein Risikofaktor zu sein. Dass ein Zusammenhang mit der Seekrankheit besteht – wie bei Maria – ist recht wahrscheinlich, wenngleich der wissenschaftliche Nachweis noch erbracht werden muss.

Diagnose

So beeinträchtigend das MdDS auch ist, es fehlt dabei ein klarer Befund! Weder der Augenarzt noch der Neurologe oder der HNO-Arzt kann Auffälligkeiten feststellen. So zieht sich die Diagnostik oft lange Zeit hin, manchmal sogar über Jahre. Nach einer neueren Veröffentlichung wird die korrekte Diagnose erst nach durchschnittlich 19 (!) Arztbesuchen gestellt. Während dieser Zeitspanne machen sich die Betroffenen naturgemäß Sorgen und bewegen sich immer weniger – so wie Maria. Dadurch entsteht ein Teufelskreis aus wachsender Unsicherheit und zunehmendem Verlust der körperlichen Fitness, was den Schwindel zusätzlich verstärkt.

Folgende Faktoren sprechen für ein Mal de Débarquement-Syndrom:

- Ein Gefühl von Schwanken oder Schaukeln, das nach einer See- oder Flugreise oder einem ähnlichen Erlebnis beginnt
- Eine Symptomdauer von mindestens einem Monat
- Ein unauffälliger körperlicher Befund (Augen, HNO, Neurologe, MRT)
- Keine anderen Erkrankungen, die das Schwanken erklären könnten

Ursachen und Hypothesen: Die Lösung wird zum Problem

Um es gleich vorwegzunehmen: Die Ursachen des MdDS sind (bisher) nicht bekannt. Es gibt allerdings Hinweise auf eine veränderte Reizverarbeitung im Gehirn. In bestimmten Hirnarealen (u. a. in der Amygdala, dem „Mandelkern", dort werden Impulse und Informationen von außen mit Emotionen verbunden) lässt sich eine vermehrte und in anderen Zentren eine verminderte Durchblutung nachweisen. Auch die Kommunikation zwischen Nervenzentren, die für das Gleichgewicht eine wichtige Rolle spielen, scheint verändert zu sein. Doch was das zu bedeuten hat, bleibt bisher unklar. Die Befunde zeigen eigentlich nur, dass die entsprechenden Hirnregionen bei der Arbeit sind.

Mit etwas Mut zur Spekulation erscheint jedoch folgende Hypothese zumindest plausibel. Wie Sie ab Seite 22 gesehen haben, erfordert eine normale Körperbeherrschung eine Fülle von Anpassungsleistungen, woran vor allem die Augen, das Vestibularorgan und der Bewegungsapparat beteiligt sind.

Auf einer Seereise wird die Gleichgewichtsregulation nun besonders gefordert, da eine Vielzahl von Bewegungen gleichzeitig integriert werden muss. Zusätzlich zum Nicken, Stampfen und Rollen des Schiffs wird es auch noch angehoben beziehungsweise abgesenkt, und die Augen der Mitfahrer müssen sich dem schwankenden Horizont anpassen. Das ist echte Schwerstarbeit für Innenohr und Gehirn!

Im Lauf der Zeit auf hoher See werden einem diese Abläufe so vertraut, dass man lernt, die kapriziösen Schiffsbewegungen vorherzusehen und seine

Körperorganisation dem anzupassen. Die Beine „wissen" einfach, wie sie die Bewegung von Körper und Schiffsrumpf perfekt miteinander koordinieren können. Bei jedem Schritt „weiß" der Körper, ob er die Bewegung etwas höher oder tiefer ausführen muss. Die komplizierten Bewegungen des schwimmenden Untersatzes werden immer weiter aus dem Bewusstsein ausgeblendet. So gelingt es den erfahrenen „Seebären", sich natürlich und sicher auf Deck zu bewegen, während sich Landratten an der Reling festklammern, um nicht der Länge nach hinzuschlagen (siehe „Vorwärtsmodell" Seite 112 f.).

Im Sturm bewegt sich ein Schiff anders als bei einer leichten Brise. Echte Seeleute entwickeln für jeden Seegang ein eigenes Bewegungsmodell. Nach einigen Jahren haut sie auch ein Sturm mit hoher Windstärke nicht mehr um. Jedes Schiff schwankt auf seine besondere Weise. Kein Wunder also, dass sich ein alter Kapitän auf seinem eigenen Schiff am wohlsten fühlt.

Doch mit dem Verlassen des Schiffs gelten neue Regeln. Der Boden ist stabil, alle Bewegungen sind vom Menschen ausgelöst. Auch für Seeleute scheint beim ersten Landgang der Boden im Hafen ein wenig zu schwanken. Doch fast unmerklich schalten sie von einem Referenzsystem auf das andere um.

Was passiert beim MdDS? Hier gelingt es den Betroffenen offenbar nicht, ihr inneres Bewegungsmodell zu verändern. Ihre Gleichgewichtsorganisation bleibt auf „Schiff" gestellt, während sie eigentlich „Land" bräuchten. Deshalb nehmen sie beim Betreten des festen Bodens eine Scheinbewegung wahr. Ihr Körper reagiert mit Augen- und Ausgleichsbewegungen nach Regeln, die gerade eben an Bord noch vollständig richtig waren. Leider nutzen sie jedoch im Hafen nicht mehr, sondern verschlimmern das Problem. Die Füße werden zu hoch oder zu tief, zu weit links oder rechts aufgesetzt. Die Augen versuchen, einen schwankenden Horizont geradezurücken, der jetzt aber völlig stabil ist. So kommt der Mensch aus dem Tritt, ein reales Schwanken und Stolpern setzt ein. Das wiederum dient ihm als Bestätigung, dass irgendetwas überhaupt nicht stimmt! So gesehen ist das MdDS eine fehlerhafte Anpassungsleistung an die veränderte Umgebung.

Löst die Scheinbewegung bei einem Menschen nur ein amüsiertes Lächeln aus, gelingt ihm die Umstellung leicht. Anders ist es jedoch, wenn Unsicherheit, Angst, ja Panik aufkommt. Dann klammert sich der Körper an die letzte funktionierende Lösung, in dem Fall das Bewegungsmuster „Schiff".

Anders ausgedrückt: Menschen mit MdDS sind in einer Situation gefangen, aus der sie sich aus eigener Kraft nur noch mit großen Anstrengungen wieder lösen können. Ihre Gleichgewichtsregulation wirkt wie traumatisiert. Sie kann sich aus einer als bedrohlich erlebten Situation nicht befreien, sondern schlägt schematisch immer dieselben, jetzt aber falschen Ausgleichsbewegungen von Augen und Körper vor.

So kann sich eine Abwärtsspirale aus Angst, Fehlwahrnehmung, Fehlausgleichsbewegung und Rückzug entwickeln. Die Betroffenen versuchen, möglichst alle Bewegungen zu vermeiden und lernen dadurch auch nicht mehr, neue Bewegungsmuster zu organisieren und zu verinnerlichen.

Wenn es gelingt, einen „Landkranken" wieder auf ein Schiff zu lotsen, lassen dessen Beschwerden unmittelbar nach. Die Erklärung ist naheliegend: Jetzt stimmt wieder alles! Die Bewegungsmuster und die Ausgleichsbewegungen passen wieder zusammen. Doch diese „Therapie" hilft dem betroffenen Menschen auf die Dauer natürlich nicht. Das Lernmuster „Schiff" wird dadurch nur verfestigt.

Therapie

Die therapeutischen Möglichkeiten waren lange Jahre sehr begrenzt. Die oft eingesetzten sogenannten Anti-Schwindelmittel erwiesen sich als weitgehend wirkungslos. Wie auch in anderen Fällen sind sie langfristig vermutlich sogar schädlich, da sie durch ihren dämpfenden Effekt Lernprozesse des Gleichgewichtssinns verhindern. Um Angst und Unruhe der Betroffenen zu lindern, wurden ihnen auch Beruhigungsmittel und Antidepressiva verabreicht. Deren Wirkung war zwar besser, aber keineswegs ausreichend.

Doch dann erfolgte ein therapeutischer Durchbruch. An dessen Beginn stand die Überlegung, dass die Augenbewegungen eines MdDS-Kranken falsch angepasst sind und seine Augen immer noch vergeblich versuchen, beispielsweise eine Schiffsbewegung auszugleichen. Um das Muster „Land" zu etablieren, wurden Patienten gebeten, in einem ersten Schritt die gefühlte Schiffsbewegung durch eine Links-rechts-Neigung ihres Kopfes zu imitieren. Gleichzeitig wurde vor ihnen ein sich langsam bewegendes Streifenmuster auf einen trommelförmigen rotierenden Hintergrund projiziert. Die Patienten wurden nun aufgefordert, diesem Muster mit ihren Augen zu folgen. Diese Übung wurde täglich mehrfach wiederholt. Der Erfolg war überwältigend: 70 Prozent der Teilnehmer berichteten von einer Verbesserung oder sogar Beschwerdefreiheit innerhalb nur einer Woche!

Wie war das möglich? Zuerst wird das Bewegungsmodell „Schiff" durch die Kopfbewegung der Patienten aktiviert. Die dazugehörige unwillkürliche Ausgleichsbewegung der Augen wird nun jedoch durch die Fixierung auf das Streifenmuster „gewaltsam" verhindert. Das Bewegungsmuster „Schiff" kann nicht mehr aufrechterhalten werden und wird deaktiviert. Damit sind die Voraussetzungen dafür geschaffen, dass die Betroffenen wieder auf das passende Modell „Land" umschalten können.

Wie wir in unserer Praxis sehen, sind MdDS-Patienten nach Monaten oder Jahren seelisch verunsichert und körperlich-muskulär stark verspannt. Daher achten wir bei ihrer Behandlung besonders auf eine wohltuende, beruhigende Atmosphäre und lösen die Verkrampfungen und Verhärtungen der Muskulatur mit physiotherapeutischen Mitteln. Auch die Atemtherapie und weitere ergänzende Anti-Schwindelübungen (beispielsweise auf dem Trampolin) haben sich als sehr hilfreich erwiesen.

Fallgeschichte

Kleine Ursache – große Wirkung

Der 40-jährige Werner war Ingenieur, ein durch und durch rationaler Mensch. Mit Fleiß und Klugheit hatte er sich zum Abteilungsleiter eines großen Industriebetriebs hochgearbeitet. Seine Krankheitstage der letzten Jahre ließen sich an den Fingern einer Hand abzählen.

Der Schwindel traf ihn, als er am Ende eines Badeurlaubs im Süden in der überfüllten Abfertigungshalle des dortigen Flughafens stand. Erst wusste er gar nicht, was los war. Er nahm nur ein deutliches Vibrieren des Bodens und ein anschließendes Benommenheitsgefühl war. Der Boden schien Eigenbewegungen zu vollführen. Werners Herz klopfte, es wurde ihm eng in der Brust, und er suchte so schnell wie möglich einen Ausgang ins Freie. Dort beruhigte er sich wieder, überstand den Flug jedoch nur mit Mühe.

Während der nächsten Tage fühlte er sich wie betrunken und hatte immer wieder den Eindruck, dass sich der Fußboden unter ihm bewegte. Am schlimmsten wurde sein Unsicherheitsgefühl, wenn er sich in einer der Werkshallen befand und ein Gabelstapler den Boden in Schwingung versetzte. Dann hatte er das Gefühl, sich auf einem Schiff zu befinden.

Die Beschwerden wurden ebenso umfangreich wie vergeblich untersucht. Was war geschehen? Offenbar hatte Werner im Flughafen unbewusst hyperventiliert, was zu einer akuten Absenkung seiner Reizschwelle führte. Die zuvor ausgeblendete Vibration des Bodens wurde nun verstärkt wahrgenommen. Seine Gleichgewichtsorganisation reagierte auf die Fehlwahrnehmung mit übertriebenen Ausgleichsbewegungen. Werners Körper- und Augenbewegungen gerieten jetzt in Widerspruch zu den minimalen Schwingungen des Bodens. Das löste Schwindel und anschließend auch Panik in ihm aus.

In der Therapie gelang es uns nicht – wie bei anderen Patienten –, bei Werner den Schwindel zu provozieren. Weder rhythmische Kopfbewegungen noch das Stehen auf einem Trampolin brachten ihn aus der Ruhe. Auch die Eigenbewegungen einer großen Brücke störten ihn nicht. Dann kam uns der Zufall zu Hilfe: Während Werner auf einer Liege behandelt wurde, öffnete eine Physiotherapeutin die auf Rollen gelagerte schwere Schiebetür zu dem Raum. Dadurch geriet der Boden in leichte Schwingungen. Und noch bevor die Tür ganz offen war, wurde es Werner richtig schwindlig. Das feine Zittern des Bodens rief in ihm offenbar ähnliche Empfindungen hervor, wie er sie im Flughafen gehabt hatte. Jetzt war das weitere Vorgehen klar! Die Therapeuten mussten nur mithilfe der Schiebetür das Schwindelgefühl bei Werner hervorrufen und ihm dann helfen, mit Augen- und Atemübungen seine Gleichgewichtsorganisation neu zu kalibrieren. Nach zwei Wochen intensiven Übens war Werner wieder ganz der Alte.

Schwindel als Folge von Kreislaufstörungen

Über das Aufstehen machen wir uns kaum Gedanken. Wir stehen einfach auf, Tag für Tag Dutzende, vielleicht sogar Hunderte Male. Dabei leistet unser Kreislauf Beeindruckendes. 85 Prozent unseres Bluts befinden sich in den Venen. Beim Aufstehen füllen sich Bein- und Bauchvenen mit einem weiteren halben Liter Blut. Würde hier nicht gegengesteuert, sänke der Blutdruck beim Aufstehen sofort um 50 mmHg ab. Bei einem normalen systolischen Blutdruck von etwa 120 mmHg (oberer Wert) wäre er noch bei 70 mmHg. Dann käme zu wenig Blut im Gehirn an. Wir wären nach dem Aufstehen nicht mehr sicher auf den Beinen und könnten sogar ohnmächtig werden.

Also sind Gegenmaßnahmen dringend angesagt. Wenn die Druckrezeptoren („Barorezeptoren") in der Halsschlagader einen Druckabfall melden, wird daher gleich dreifach gegengeregelt:

- Herzfrequenz und Auswurfleistung des Herzens nehmen zu.
- Die Venen der Beine ziehen sich zusammen und sorgen für einen vermehrten Rückstrom von Blut zum rechten Herzen.
- Die Arterien ziehen sich zusammen. Das erschwert dem Herzen zwar die Arbeit, sorgt aber auch für einen Blutdruckanstieg in den Schlagadern.

Diese komplexe Regelarbeit wird als „Orthostase-Reaktion" (von griechisch *órthos* „aufrecht", „gerade" und *stásis* „Stand", also „aufrechter Stand") bezeichnet. Sie ist die am meisten trainierte Fähigkeit der Herz-Kreislauf-Regulation. Das Ganze läuft beim gesunden Menschen innerhalb von Sekunden vollautomatisch ab. Selbst unsportliche Zeitgenossen haben keine Schwierigkeiten.

Doch wer einige Tage oder gar Wochen im Bett gelegen hat und dann plötzlich aufsteht, der spürt bereits eine gewisse „Dekonditionierung". Schwindel setzt ein. So wie Muskeln abgebaut werden, wenn man sie nicht benutzt, so verliert auch ein untrainierter Kreislauf an Fitness.

Auch Medikamente können einen unerwünschten Einfluss auf den Kreislauf haben (Beipackzettel lesen!). Und nicht zuletzt wird auch demjenigen schwindlig, der in weinseliger Runde zu tief ins Glas geschaut hat. Die Kreislaufregulation kann bereits durch geringe Mengen von Alkohol beeinträchtigt werden.

Leichter Schwindel beim Aufstehen ist verbreitet und kein Grund zur Beunruhigung. Aber manchmal kommt es auch zu schwerer wiegenden Symptomen: Das können Sehstörungen, Schwitzen, Atemnot, Herzrasen und Angst sein, das Spektrum reicht bis hin zum Schwarzwerden vor den Augen und Bewusstlosigkeit. Auf zwei häufige Formen von Kreislaufstörungen möchte ich im Folgenden näher eingehen.

Orthostatische Intoleranz – Blutdruckabfall beim Aufstehen

Viele Menschen kennen das ungute Gefühl, das sie erfasst, wenn sie längere Zeit stehen müssen und es unangemessen erscheint, sich hinzusetzen. Zum Beispiel in der Kirche, bei einer Hochzeit oder Trauerfeier. Plötzlich hat man ein eigentümliches Gefühl im Kopf, die Knie werden weich, Schwindel und Herzklopfen treten auf. Dann wird das Sehen unscharf, die Geräusche rücken wie in weite Ferne, alles wird unwirklich. Wer sich jetzt nicht doch schnell hinsetzt, der riskiert ein Umfallen.

Symptome

Hauptsymptome sind ein „komisches Gefühl im Kopf", Benommenheit, Unwohlsein, Schwindel, Schwanken, Übelkeit, Schwitzen, innere Unruhe, Herzklopfen, Herzrasen, Missempfindungen in Armen und Beinen, kalte Hände und Füße, Schmerzen in Schultern, Nacken oder Hinterkopf, Sehstörungen, „Tunnelblick", Veränderungen beim Hören (z. B. „alles wie aus der Ferne hören"), Ohrgeräusche, Erschöpfung, das Gefühl gleich „umzukippen" oder sogar Sturz und Ohnmacht.

Hintergrund

Bei der orthostatischen Intoleranz oder orthostatischen Hypotonie (niedriger Blutdruck) gelingt die oben beschriebene Kreislaufanpassung beim Aufstehen nicht oder nicht ausreichend. Der systolische Druck des oder der Betroffenen fällt innerhalb von kurzer Zeit um mehr als 20 mmHg ab. Auch der diastolische Wert sinkt um bis zu 10 mmHg. Die Herzfrequenz steigt an.

Die Durchblutung des Gehirns ist jetzt nicht mehr ausreichend gewährleistet. Erst fallen die „höheren" Zentren aus, also diejenigen Hirnteile, die besonders komplexe Aufgaben wahrnehmen müssen. Das sind vor allem das Denken, die Konzentration, das Gleichgewicht, später auch Sehen und Hören. Wenn sich die Hirndurchblutung immer weiter verschlechtert, kann das für unsere grauen Zellen gefährlich werden, da sie ohne Sauerstoff nur sehr kurze Zeit überleben können. Daher greift der Körper zu einer Radikalmaßnahme: Er legt den Betroffenen schlicht und einfach flach! Diese Aktion kann schmerzhaft werden, versorgt unser Denkorgan jedoch innerhalb von Sekunden mit ausreichend Blut. Alle Symptome verschwinden schlagartig, nur das Herzklopfen und die blauen Flecken halten sich länger.

Ursachen

Hinter der orthostatischen Intoleranz können sich sehr viele Krankheiten verbergen. Sie reichen von banalen Alltagsbeschwerden bis hin zu ernsthaften Erkrankungen:

- Allgemeiner Fitnessverlust, Trainingsmangel
- Flüssigkeitsverlust (z. B. infolge von Durchfall, geringe Trinkmenge, Nierenerkrankung)
- Langes Liegen, Fieber
- Herzerkrankungen (Rhythmusstörungen, Klappenerkrankungen, Entzündungen)
- Hormonelle Störungen durch Erkrankungen von Schilddrüse, Nebennierenrinde oder Hypophyse („Hirnanhangsdrüse")
- Neurologische Erkrankungen wie Morbus Parkinson, Polyneuropathien (Erkrankungen vieler peripherer Nerven) und andere

Falls Sie regelmäßig Medikamente einnehmen und unter den beschriebenen Kreislaufstörungen leiden, lohnt sich möglicherweise ein Blick auf den Beipackzettel. Folgende Mittel verursachen häufig einen Blutdruckabfall:

- Blutdrucksenkende Mittel, Betablocker
- Wassertreibende Mittel (Diuretika)
- Psychopharmaka (z. B. Antidepressiva)
- Parkinson-Medikamente
- Morphine
- Muskelentspannungsmittel
- Alkohol

Therapie

Wie immer richtet sich die Therapie erst einmal nach den Ursachen. Möglicherweise müssen Medikamente umgestellt werden, eine Herzschwäche behandelt oder Hormone anders dosiert werden. Häufig ist ein zusätzliches Training nötig, wie ich es beim nächsten Krankheitsbild beschreibe.

Posturales Tachykardiesyndrom (POTS)

Als die 30-jährige Alexandra mein Sprechzimmer betrat, vermittelte sie den Eindruck einer Schwerkranken. Sie war überaus zart gebaut, sehr schlank, die Hautfarbe blass. Sie wurde von ihrem sehr besorgten Ehemann beim Gehen gestützt, denn aus eigener Kraft hätte sie sich kaum auf den Beinen halten können.

Sie war seit mehr als drei Jahren bettlägerig und konnte immer nur für kurze Momente aufstehen. Sobald sie länger stand, wurde ihr schwindlig, sie bekam Herzklopfen, Beklemmungszustände und fühlte sich so abgeschlagen und schwach, dass sie sich einfach hinsetzen oder – noch besser – hinlegen musste.

Im Verlauf der drei Jahre hatte sie unzählige Ärzte konsultiert. Und nicht eine einzige Untersuchung hatte einen Hinweis auf irgendeine organische Erkrankung ergeben.

Doch Alexandra fühlte sich keineswegs gesund. Sie war vor allem unglaublich erschöpft und kaum noch in der Lage, auch nur die einfachste Körperpflege alleine zu bewältigen.

Begonnen hatte alles mit einem schweren Infekt. Sie war damals allein mit einem Freiwilligendienst in einer abgelegenen Region Afrikas gewesen, als sie hohes Fieber entwickelte. Sie wurde in eine schlecht ausgestattete Krankenstation gebracht. Mit den Ärzten dort konnte sie sich kaum verständigen. Die Diagnose schien unklar. Sie bekam nur mit, dass eine Operation ins Auge gefasst wurde. Dann gelang es ihren Eltern und dem Ehemann, sie nach Deutschland zurückfliegen zu lassen, wo sie tropenmedizinisch untersucht wurde. Die eigentliche Infektionsursache wurde zwar auch hier nicht gefunden, aber Alexandra erholte sich dank der guten Pflege langsam, wenn auch nicht vollständig.

Seitdem fühlte sie sich geschwächt, ständig müde und schwindlig und konnte ihren Beruf als Werbekauffrau nicht wiederaufnehmen. Sie lag eigentlich nur noch auf der Couch oder im Bett. Im Liegen war sie wenigstens schwindelfrei. Sie war eine Woche bei uns in Therapie und hatte bereits die meisten der vorgesehenen Termine absagen müssen. Sie schaffte es nicht, die etwa 100 Meter zu bewältigen, die zwischen ihrem Appartement und den Therapieräumen lagen. Dann fiel einer unserer Krankenschwestern bei einer Behandlung auf, wie stark Alexandras Herz raste. Bei einer Messung hatten sich sowohl Puls als auch Blutdruck als unauffällig erwiesen.

Tatsächlich stellte sich jetzt bei mehrfachen Messungen heraus, dass Alexandra im Liegen einen normalen Puls von etwa 65–70 Schlägen/Minute hatte. Im Stehen schoss er aber auf 130–150 Schläge hinauf, um sich dann innerhalb von Sekunden zu normalisieren, sobald sich die Patientin wieder hinlegte. Ihr Blutdruck, insbesondere der obere (systolische) Wert, blieb bei diesem Lagewechsel praktisch unverändert zwischen 110–120 mmHg. Damit war die Diagnose klar: Alexandra litt unter dem weniger bekannten posturalen Tachykardiesyndrom.

Beschwerden

Beim posturalen („von der Lage abhängigen") Tachykardiesyndrom (*Tachykardie* „schneller Herzschlag") bilden Herzrasen, Schwindel, Benommenheit, Kurzatmigkeit und Erschöpfung die hauptsächlichen Beschwerden.

Inzwischen hatten wir es auch mit Patienten zu tun, die eine noch komplexere Symptomatik aufwiesen. Sie litten zusätzlich unter Muskel- und Gelenkschmerzen, Verdauungs- und Blasenbeschwerden, allgemeiner Reizempfindlichkeit, Migräne und Schlafstörungen.

Typischerweise verschlechtern sich die Beschwerden beim Aufstehen. Alltagsverrichtungen wie Duschen, Anziehen und Essen können für Betroffene bereits problematisch werden, an regelmäßige Arbeit ist häufig gar nicht mehr zu denken. Besser wird es dagegen im Liegen. Folglich verbringen die meisten Patienten den Tag auf der Couch oder im Bett.

Diagnose

Zentral für die Diagnose ist die charakteristische Veränderung des Herzschlags beim Aufstehen. Bei einem standardisierten Stehversuch (nach Schellong oder auf dem Kipptisch) muss der Puls um 30 Schläge ansteigen und 120 Schläge/Minute überschreiten. Gleichzeitig bleibt der Blutdruck relativ normal, das heißt, der obere (systolische) Wert fällt nicht mehr als 20 und der untere (diastolische) Wert nicht mehr als 10 mmHg ab.

Häufigkeit

Zur Häufigkeit des posturalen Tachykardiesyndroms (POTS) existieren nur grobe Schätzungen. In Deutschland sollen 160.000 Menschen betroffen sein. Da die Diagnose jedoch oft gar nicht in Erwägung gezogen wird, dürfte die tatsächliche Anzahl höher liegen. Überwiegend (in etwa 80% der Fälle) sind es jüngere Frauen. Bei der ausgeprägten anhaltenden Erschöpfung und häufig auch Infektanfälligkeit bestehen offenbar Überschneidungen mit dem Chronic-Fatigue-Syndrom (CFS).

Bei vielen POTS-Patienten steht am Anfang ihrer Erkrankung ein viraler Infekt. Weiches, nachgiebiges Bindegewebe scheint außerdem ein Risikofaktor zu sein. So leiden Patienten mit Ehlers-Danlos-Syndrom, einer angeborenen ausgeprägten Bindegewebsschwäche, überdurchschnittlich häufig am POTS.

Ursachen und Hintergründe

Der erhöhte Pulsschlag beim Aufstehen wird häufig einer Angst zugeschrieben. Könnte das Herzklopfen demnach nichts anderes sein als ein Ausdruck von Aufregung? Aber in wissenschaftlichen Untersuchungen zeigten sich bei der Auswertung von Angst-Fragebögen keine ausgeprägten auffälligen Muster.

Lange Zeit blieb ungewiss, wie die Symptomatik zu erklären ist. Entscheidende Fortschritte ergaben sich durch Forschungen mithilfe des sogenannten Kipptischs. Dabei legen sich die Betroffenen auf eine Liege, die dann vom Untersucher senkrecht oder fast senkrecht hochgestellt werden kann. Parallel werden Blutdruck und Puls gemessen, ein EKG gemacht und weitere Daten erhoben. Diese Untersuchungen zeigten, dass bei den Betroffenen eine der drei Blutdruckregulationen nicht funktionierte. Die Venen und Arterien verengten sich beim Aufstehen nicht ausreichend, und das beim Aufstehen „versackte" Blut gelangte nicht in den Kreislauf zurück. Dadurch entstand ein akuter Mangel an Blutvolumen im Gefäßsystem.

Nun reguliert der Kreislauf folgerichtig: Das Herz erhöht die Frequenz und versucht, auf diese Weise den Blutfluss und dadurch den Blutdruck halbwegs stabil zu halten. So werden die lebenswichtigen Organe und vor allem das Gehirn ausreichend versorgt. Das auffällige Symptom „Herzrasen" ist also keineswegs krankhaft, sondern kann als Ausgleichsversuch des Organismus verstanden werden. Damit wird auch klar, warum Medikamente gegen den schnellen Herzschlag nicht hilfreich sind. Wer bei POTS sogenannte Betablocker einnimmt, der hat zwar weniger Herzklopfen, doch dafür fällt jetzt sein Blutdruck beim Aufstehen deutlicher ab. Den Betroffenen wird dann nicht nur stärker schwindlig, sie fallen auch tatsächlich um.

Fehlendes Training

Aber warum ziehen sich die Venen nicht ausreichend zusammen? Bei Untersuchungen Betroffener erwies sich deren Venensystem als weitgehend intakt. Möglicherweise begünstigt eine Schwäche des Bindegewebes das Versacken des Bluts. Frauen mit nachgiebiger, weicher Haut neigen meist gleichzeitig auch vermehrt zu Krampfadern und auch zu geschwollenen Beinen, manchmal zum Lipödem. Doch dies allein liefert noch keine ausreichende Erklärung für die Symptome.

Stattdessen wurden Forscher bei der Untersuchung der kleinen Nervenfasern fündig, die für die Steuerung der Venen zuständig sind. Die Funktionen dieser sogenannten autonomen (selbstständigen, ohne unseren Willen handelnden) Nervenfasern schienen bei einem Teil der Patientinnen beeinträchtigt. Dabei war nicht nur die Steuerung der Gefäße, sondern auch die der Schweißsekretion verändert. Solche Veränderungen der autonomen Nerven treten auch im Gefolge anderer Erkrankungen auf, etwa bei einer langjährigen Zuckerkrankheit.

Auch wenn bei einem Teil der POTS-Patientinnen Schädigungen dieser Nerven eine Rolle spielen mögen – der Grund hierfür bleibt unklar. Vor allem stellte sich die Frage, führt bei bei gesunden jungen Frauen nach einer Infektion zu solchen weitreichenden Schädigungen ihrer Nerven? Steckt hinter dem Krankheitsbild POTS vielleicht ein unbekanntes Virus, das einen Teil des autonomen Nervensystems befällt?

Diese Frage ist noch unbeantwortet. Doch was ist der eigentliche Risikofaktor? Vielleicht nicht die Infektion, sondern die Bettruhe? Wer nämlich längere Zeit das Bett hüten muss, zeigt beim Aufstehen fast immer Symptome wie beim POTS: Schwindel, Herzklopfen, Benommenheit und Gangunsicherheit. Der Körper hat sich der horizontalen Lage angepasst und muss das Leben in der Vertikalen erst wieder üben.

In diese Richtung weisen auch die Ergebnisse von Forschungen an Astronauten nach einem längeren Aufenthalt in der Schwerelosigkeit. Nach ihrer Landung weisen die zuvor fitten Weltraumfahrer plötzlich die typischen Zeichen einer posturalen Tachykardie auf. Entscheidend für die Symptomatik ist also möglicherweise die Anpassung des Kreislaufs an die liegende Position – die ja meist aufgrund einer Krankheit eingenommen wird. Dadurch kommt es zu einer Dekonditionierung der autonomen reflexartigen Kreislaufregulation. Die Gefäßmuskulatur hat sich zu lange ausgeruht und muss erst wieder auf Trab gebracht werden.

Grundsätzlich gilt dies für alle Menschen, die länger bettlägerig waren. Doch warum entwickeln längst nicht alle danach ein POTS? Wahrscheinlich spielen hier die Wahrnehmung und Bewertung der Symptome eine entscheidende Rolle. Offensichtlich nehmen die Betroffenen Herzschlag und Schwindel nach dem Aufstehen intensiver und als beunruhigender wahr und sind dabei stärker verunsichert. Gerade wenn jemand eine unklare oder bedrohliche Erkrankung hatte, wie etwa Alexandra, liegt es nahe, dass sie oder er diese Reaktion als Teil der unerklärlichen Krankheit interpretiert und sich lieber wieder ins Bett legt, um den Körper nicht zu überfordern. Daraus kann dann leicht ein Teufelskreis aus Schonung, weiterer Dekonditionierung und zunehmenden Beschwerden entstehen. Viele ergebnislose medizinische Untersuchungen erhöhen die innere Irritation der oder des Betroffenen meist noch zusätzlich.

Aus meiner Sicht spricht vieles für diese Hypothese. Danach beruht POTS also auf einer Anpassung des Kreislaufs an eine längere Bettruhe. Auch das reduzierte Blutvolumen von POTS-Patienten erklärt sich aus der Bettlägerigkeit und dem damit verbundenen Trainingsmangel.

Bettruhe: Risiken und Nebenwirkungen

Über lange Zeit galt Bettruhe oder gar strenge Bettruhe als Standard-Behandlungsmaßnahme bei sehr vielen Erkrankungen. Heute sehen die Mediziner einen längeren Aufenthalt im Bett jedoch sehr viel kritischer. Natürlich gibt es schwere oder schwerste Erkrankungen, bei denen keine vernünftige Alternative zur Bettruhe existiert. Aber in den meisten Fällen überwiegen die Nachteile.

Wir Menschen sind zwar nicht für das Liegen geschaffen, aber wir passen uns dieser Situation schnell an. Unser Körper baut pro Tag 2–5 Prozent der unbenutzten Muskeln ab. Selbst junge Menschen haben nach zwei Wochen Ruhe ein Drittel ihrer Muskelkraft verloren und benötigen ein Vielfaches der Zeit, um ihre Muskeln wieder aufzubauen. Weitere Nachteile: Reduktion von Blutvolumen und Schlagvolumen des Herzens, sinkende Zahl der roten Blutkörperchen, Abnahme der Knochendichte, Zunahme der Gerinnungsfähigkeit des Bluts mit Thrombosegefahr, Anstieg der Blutfette und des Blutzuckers, Zunahme von Schlafstörungen und Depressivität sowie Nachlassen von Konzentration und geistiger Leistungsfähigkeit. Kurz: Längere Bettruhe ist eine medizinische Maßnahme mit ausgeprägten Risiken und Nebenwirkungen!

POTS und die Atmung

Haben Sie schon einmal bemerkt, dass Sie bei raschem Aufstehen unwillkürlich etwas schneller atmen? Das hängt nicht alleine an der Anstrengung durch die Bewegung. Der schnelle Atem verbessert den Rückstrom des venösen Bluts zum Herzen. Vielleicht wundert Sie das, doch es funktioniert folgendermaßen: Wie Sie auf Seite 118 lesen werden, arbeitet das Zwerchfell wie eine Art Zylinder, der sich zwischen Bauch und Brustkorb hoch und runter bewegt. Das hat Auswirkungen auf die Druckverhältnisse. Beim Ausatmen (Zylinder nach oben) steigt der Druck im Brustkorb, während der Druck im Bauch abfällt. Auf diese Weise strömt venöses Blut aus den Beinen in den Bauch hinein. Beim Einatmen (Zylinder nach unten) ist es genau umgekehrt: Der Druck im Bauch nimmt zu und der im Brustkorb ab. Da die Venen aufgrund ihrer Klappen nur in eine Richtung offen sind, kommt es beim Einatmen zu einem kräftigen Blutfluss in den Brustkorb und von dort ins Herz. Die Atmung funktioniert also wie eine zusätzliche „Blutpumpe".

Folglich ist eine beschleunigte Atmung beim Aufstehen durchaus sinnvoll, um dem „Versacken" des Bluts beim Aufstehen entgegenzusteuern. Tatsächlich fanden wir bei POTS-Patienten eine abrupte Steigerung der Atemfrequenz beim Aufstehen und eine ebenso schnelle Beruhigung beim Hinlegen. Die Patienten nutzen also anscheinend neben der Pulsbeschleunigung auch die Atmung vermehrt zur Kreislaufstabilisierung.

Kurzfristig ist das sicher kein Problem. Doch wenn die Atemfrequenz über längere Zeit zu hoch bleibt, hat das Folgen. Dann kann die übermäßige Atmung (Hyperventilation) selbst zum Problem werden. Und es entwickelt sich möglicherweise auch eine weitere Schwindelart, der sogenannte phobische Schwankschwindel (siehe Seite 99).

Therapie

Wenn die Grundlage der Beschwerden eines POTS-Kranken in einem Trainingsmangel besteht, muss der Kreislauf logischerweise wieder trainiert werden. Dazu braucht die/der Betreffende viel Geduld, da es Wochen, manchmal auch Monate dauern kann, bis der Kreislauf wieder richtig funktioniert. Medikamente sind kaum oder gar nicht wirksam. Eventuell können Sie kurzfristig ein Kreislaufmittel (z. B. Midodrin) einnehmen, das den Blutdruck anhebt.

Wer über sehr lange Zeit gelegen hat, sollte erst einmal einfachste Übungen im Liegen ausführen. Hierzu kann man sich gut an den Mobilisationsübungen aus der Altenpflege orientieren. Das beginnt mit dem passiven Anheben des Oberkörpers und führt über aktive Aufsitzübungen im Bett und Sitzen auf der Bettkante oder auf einem Stuhl. Übungen mit Gummibändern oder einem Liege-Ergometer sind wirksame Ergänzungen. Später kommen begleitete Steh- und Gehübungen hinzu. Aktives Venentraining, Kompressionsstrümpfe sowie Kneipp-Anwendungen oder Schwimmen trainieren die Gefäßmuskulatur. Um dem Mangel an Blutvolumen entgegenzuwirken, sollten Sie vor den Übungen einfach mehrere Gläser Wasser trinken. Auch eine salzreichere Kost hält vermehrt Wasser im Gefäßsystem.

Rückschläge – etwa eine Zunahme des Schwindels, Erschöpfungszustände und ein allgemeines Krankheitsgefühl – sind in der Anfangsphase häufig. Dann müssen die Patienten ihre Übungen vorübergehend äußerst moderat durchführen und anschließend wieder forcieren. Zur Regulierung der meist beschleunigten Atmung kann auch ein Atemtraining sinnvoll sein (siehe Seite 183 ff.).

Der Erfolg eines solchen konsequenten Trainings kann sich sehen lassen: Laut einer Studie konnten selbst Patienten mit jahrelangen Beschwerden diese innerhalb von drei Monaten drastisch reduzieren. Ihre Muskelkraft, die Dicke ihres Herzmuskels und das Blutvolumen nahmen zu, das Befinden der Patienten besserte sich so grundlegend, dass bei über der Hälfte kein posturales Tachykardiesyndrom mehr nachweisbar war. Sie konnten problemlos aufstehen und ihren Tag nach Wunsch gestalten!

Phobischer Schwankschwindel

Fallgeschichte

Christiane

Christiane, eine 31-jährige Lehrerin, musste gerade eine wirklich belastende Lebensphase bewältigen. Ihr Partner hatte sich vor drei Monaten von ihr getrennt, und sie litt unter der Einsamkeit und der Leere ihrer Wohnung, in der sie noch alles an ihn erinnerte.

Sie war auf eine Party gegangen und hatte eigentlich gehofft, sich dort etwas abzulenken und auf andere Gedanken zu kommen. Doch es entwickelte sich alles ganz anders: Die Räume waren überfüllt, die Luft schlecht, die Musik dröhnend laut. Sie fühlte sich unwohl und wollte eigentlich sofort wieder gehen. Doch sie zwang sich, zumindest für kurze Zeit zu bleiben. Dann fand sie sich irgendwann zwischen fremden Menschen eingezwängt und wollte nur noch eines: hier raus! Gleichzeitig ergriff sie plötzlich eine unglaubliche Angst, ja Panik, sie könnte nicht schnell genug an die frische Luft kommen. Am Ende fand sie sich schwer atmend und mit starkem Herzklopfen auf der Straße wieder. In ihrem Kopf empfand sie einen dumpfen Druck, ihre Wangen fühlten sich merkwürdig, fast taub an, und die linke Hand kribbelte.

Ein Taxi brachte sie ins Krankenhaus. Sie blieb über Nacht dort, und es wurden verschiedenste Untersuchungen an ihr vorgenommen. Der Arzt entließ sie am nächsten Tag mit den beruhigend gemeinten Worten, sie solle sich nicht so viel Stress machen. Zwar waren die Missempfindungen geringer geworden, nicht jedoch dieses merkwürdige Gefühl von Benommenheit, als stünde sie irgendwie neben sich, als wäre sie gar nicht richtig da.

Fallgeschichte

Victoria

Als Victoria morgens erwachte, verstand sie auf einmal die Welt nicht mehr. Ihr Schlafzimmer drehte sich um sie, und ihr wurde speiübel. Sie versuchte aufzustehen, aber das gelang ihr nicht. Buchstäblich auf allen Vieren kroch sie ins Badezimmer und musste sich übergeben.

In ihrer Panik wollte sie den Notarzt anrufen, doch nach kurzer Zeit war der Spuk vorbei. Am Nachmittag hatte sie sich so weit gefangen, dass sie zu ihrem Hausarzt gehen konnte, er praktizierte nur ein paar Straßen weiter. Der veranlasste eine HNO-Untersuchung noch am selben Tag.

Victorias Drehschwindel war mittlerweile vollständig abgeklungen, aber sie fühlte sich noch unsicher auf den Beinen und irgendwie benommen, fast wie betrunken.

Der freundliche ältere HNO-Doktor untersuchte sie gründlich und schüttelte am Ende den Kopf. „Nichts zu finden", meinte er. „Ohr und Gleichgewicht sind hervorragend." In den folgenden Tagen schickte ihr Hausarzt Victoria noch zum Neurologen und zum Augenarzt; es wurde sogar ein MRT von ihrem Kopf gemacht. Alles mit demselben Ergebnis: ohne Befund.

Victoria konnte ihr verbliebenes Unsicherheitsgefühl gar nicht so richtig mit Worten greifen, sie beschrieb es als „komisch", „wie in Watte gepackt" und „nicht richtig da".

Fallgeschichte

Johannes

Es war ein anstrengender Tag gewesen. Der 46-jährige Johannes saß am Spätnachmittag im Großraumbüro und versuchte vergeblich, ein Problem mit seinem Rechner zu lösen. Dauernd stürzte ihm ein Programm ab, das er dringend benötigte, um ein Projekt abzuschließen. Die Luft war schlecht, Johannes fühlte sich von den vielen Kollegen und den lauten Stimmen im Raum genervt. Eigentlich hätte er längst fertig sein sollen, und gerade an diesem Tag hatte er seiner Frau versprochen, pünktlich nach Hause zu kommen.

Während er weiter versuchte, sich auf den Bildschirm zu konzentrieren, wurde ihm merkwürdig zumute. Zuerst dachte er, er sehe nicht ganz richtig, dann wurde ihm übel. Er rang nach Atem, und ein Druckgefühl lastete auf seiner Brust. Er hatte das Bedürfnis, tief durchzuatmen, und dennoch wurde ihm die Luft knapp. Es wurde ihm schwindlig, und seine Atemnot verstärkte sich. Er wollte das Fenster aufreißen, aber das war in dem klimatisierten Gebäude nicht möglich.

Johannes ging zur Tür, er schwankte und muss wohl schrecklich ausgesehen haben, denn Kollegen kamen ihm zu Hilfe und brachten ihn ins Freie. Die Übelkeit und der Druck auf seiner Brust wurden aber nicht besser, Johannes konnte sich kaum noch auf den Beinen halten.

Der Notarzt war bereits nach 15 Minuten da und brachte Johannes mit der Diagnose „Verdacht auf Herzinfarkt" ins nächste Krankenhaus. Dort wurde er sofort auf die Intensivstation gelegt. Doch weder das EKG noch die Blutuntersuchung ergab irgendeinen auffälligen Befund. Es wurde sogar eine Herzkatheteruntersuchung durchgeführt. Alles in Ordnung! Doch das merkwürdige Gefühl in Johannes blieb bestehen und auch seine Angst, es könnte doch etwas Ernsthaftes dahinterstecken.

Bezeichnung und Häufigkeit

Victoria, Johannes und Christiane litten alle unter derselben Art von Schwindel. Er wird meist „phobischer Schwankschwindel" genannt. *Phobisch* bedeutet wörtlich „ängstlich", „panisch", oder auch „angstbesetzt". Diese Bezeichnung ist nicht ganz befriedigend, da letztlich jeder Schwindel Angst auslöst. Außerdem könnte man aus der Begrifflichkeit schließen, dieser Schwindel würde ausschließlich durch Angst verursacht. Auch dies trifft so nicht zu. Andere Namen dafür sind „somatoformer Schwindel" oder „psychosomatischer Schwindel". Manchmal werden Sie feine Unterschiede zwischen phobischem Schwankschwindel und somatoformem Schwindel ausmachen können. Diese erachte ich aber als nicht wesentlich. Wie Sie später noch sehen werden, ließe sich dieser Schwindel mit einem gewissen Recht auch als „atembedingter Schwindel" bezeichnen.

Im Englischen wird häufig von *„chronic subjective dizziness"*, also von „chronischer subjektiver Benommenheit" gesprochen, wobei „Benommenheit" die Beschwerden besser charakterisiert als das Wort „Schwindel". Die Wortwahl „subjektive Benommenheit" erscheint mir sinnvoll, da sie die Symptomatik einfach nur beschreibt, ohne eine Aussage über die Ursachen damit zu verbinden.

Welche Bezeichnung auch immer man dafür wählt, bei dem sogenannten „Schwankschwindel" handelt es sich um die zweithäufigste Art von Schwindel – nach dem gutartigen Lagerungsschwindel. In der Gruppe der 30–50-Jährigen rangiert er sogar auf Platz eins der „Schwindel-Hitliste".

Symptomatik

Der Schwankschwindel tritt meist in belastenden Situationen auf. Den Anfang macht nicht selten eine organisch bedingte Schwindelerkrankung. Am häufigsten ist es – wie bei Victoria, wahrscheinlich haben Sie es schon erraten – ein sogenannter gutartiger Lagerungsschwindel (siehe Seite 34 ff.). Auch Stress und insbesondere eine Panikattacke (siehe Seite 16 f.) stehen oft am Beginn der Symptomatik.

Die Betroffenen fühlten sich nach eigener Aussage „wie betrunken" oder hatten die Empfindung von „Watte im Kopf". Einige Patienten berichten auch, das Gefühl ähnele einem leichten Schwanken, etwa wie auf einem Boot. Seltener sind andere Schwindelempfindungen, beispielsweise das Gefühl, nach einer Seite oder nach vorn/hinten gezogen zu werden, Drehschwindel wie im Karussell oder auch ein Liftschwindel. Wie immer, wenn sie keine sichere Orientierung im Raum haben, ergreift die Betroffenen Angst bis hin zur Panik.

Damit gehen fast immer körperliche Symptome einher. Meist sind das Herzklopfen, unregelmäßiger Herzschlag, Herzrasen, Blutdruckanstieg oder sogar eine Blutdruckkrise. Schwitzen, innere Unruhe und Zittern zeugen gleichfalls von dem enormen Stress, der mit den Beschwerden verbunden ist.

Die Betroffenen begeben sich in aller Regel umgehend zu einem Arzt beziehungsweise in die Notaufnahme eines Krankenhauses. Die häufigsten Verdachtsdiagnosen sind Herzinfarkt und Schlaganfall. Viele Patienten werden gleich auf einer Intensivstation aufgenommen und dort erst einmal gründlich körperlich durchgecheckt. Blutanalysen, EKG, Ultraschalluntersuchungen, CT und/oder MRT sind meist Teil dieser Routine. Doch das Ergebnis lautet nach kurzer Zeit: Es ist alles in Ordnung, kein krankhafter Befund feststellbar!

Wer eben noch dachte, er leide an einer schweren, lebensbedrohlichen Erkrankung, den wird die gute Nachricht natürlich erst einmal sehr erleichtern. Doch die Erleichterung hält nicht lange an. Denn jetzt stellt sich dem an

Schwankschwindel Erkrankten die drängende Frage: Wenn mit mir alles in Ordnung ist, woher kamen dann meine Beschwerden?

Die Antworten darauf sind meist weniger erhellend. Den Patienten wird meist gesagt, ihre Symptomatik hänge irgendwie mit Aufregung oder Stress zusammen, es wäre gut, wenn sie ihren Hausarzt, oder noch besser, einen Psychotherapeuten aufsuchten. Für die Betroffenen kommen solche Sätze oft überraschend. Ja, Stress hatten sie schon in letzter Zeit. Aber woher dann dieser grässliche Schwindel? Warum fühle ich mich so benommen? Wieso fällt es mir so schwer, mich zu konzentrieren? Was ist nur mit meinem Kopf los?

ALKOHOL ALS MEDIZIN?

Von Schwankschwindel Betroffene berichten oft, sie fühlten sich wie „betrunken". Wenn sie dann tatsächlich ein Schlückchen trinken, lässt ihre Benommenheit paradoxerweise oft nach. Die Erklärung: Alkohol kann Ängste dämpfen und auch allgemein beruhigen. Aber als Dauertherapie sind Wein oder Bier natürlich ungeeignet!

Wege und Irrwege

Auf ihrer Suche nach Antworten absolvieren die Betroffenen oft viele oder sogar sehr viele Arztbesuche. Ich kenne keinen Patienten, der nicht zumindest einen HNO-Arzt, Augenarzt oder Neurologen aufgesucht hat. Manche haben 10, 20 oder noch mehr Ärzte konsultiert. Viele waren in Kliniken oder Schwindelzentren. Doch am Ende steht immer dasselbe frustrierende Ergebnis: kein körperlicher Befund!

‚Wenn es nichts Körperliches ist, dann muss es wohl psychisch bedingt sein', denken sich die meisten Patienten, die unter andauernder Benommenheit leiden. ‚Was will mir mein Körper sagen? War alles zu viel in letzter Zeit? Drückt der Schwindel vielleicht aus, dass ich etwas nicht wahrhaben möchte? Heißt das, ich will nicht richtig hinsehen, wenn ich die Welt verschwommen sehe?

Müsste ich mich mehr schonen, mich mehr entspannen? Soll der Schwindel ausdrücken, dass ich meine Arbeitsstunden reduzieren sollte? Werde ich überhaupt arbeitsfähig bleiben?‘

Geht der Betroffene dann zum Psychiater, verordnet ihm dieser leider viel zu häufig Medikamente, in der Regel Antidepressiva. Doch die helfen wenig oder gar nicht. Bei der Lektüre des Beipackzettels macht der Patient dann oft eine überraschende Entdeckung: Dort wird „Schwindel“ als eine der häufigen Nebenwirkungen genannt. Soll ihm also tatsächlich ein Medikament gegen die Benommenheit helfen können, das seinerseits möglicherweise Schwindel hervorruft?

Vor dem Beginn einer psychotherapeutischen Behandlung steht im Allgemeinen eine längere Wartefrist. Die dann folgenden Gespräche haben meist den Umgang des Klienten mit dem Schwindel und die Hintergründe seiner großen inneren Anspannung und Ängste zum Gegenstand. In der Kindheit erlebte Verunsicherungen, überhöhte Leistungsansprüche, Neigung zum Perfektionismus und die Unfähigkeit, „Nein“ zu sagen, sind wichtige Themen in den einzelnen Sitzungen. Dabei wird oft deutlich, dass Stress einen ungünstigen Einfluss auf die Beschwerden hat. Wenn sich die innere Stimmung des Schwankschwindel-Patienten durch eine Therapie aufhellt, wenn er dadurch ruhiger und gelöster wird, kann dies in einigen Fällen zu einem Nachlassen der Beschwerden beitragen.

Doch auf eine grundlegende und anhaltende Besserung ihres Schwindels durch die Psychotherapie hofft die Mehrzahl der Betroffenen vergebens, und auch ein psychosomatisches Heilverfahren bringt meist nicht die erhoffte Wirkung.

Dieser geringe Behandlungserfolg ist auch wissenschaftlich dokumentiert. Laut einer schwedischen Studie konnten die Probanden selbst mit einer einjährigen Psychotherapie (in diesem Fall eine kognitive Verhaltenstherapie) keine wesentliche Besserung ihrer Schwindelsymptomatik erreichen.

Abgeschlagenheit und Konzentrationsstörungen

Wenn die Symptomatik der Patienten nicht nur wenige Wochen, sondern Monate oder gar Jahre andauert, kommen fast immer noch weitere Beeinträchtigungen hinzu: vor allem ein quälendes Erschöpfungsgefühl, eine schwer zu beschreibende geistige Lähmung, als hätten sie das sprichwörtliche „Brett vorm Kopf". Die Konzentrationsfähigkeit nimmt ab, bei der Lektüre von Artikeln und Büchern fällt es den Betroffenen schwer, sich das Gelesene zu merken, und in vielen Fällen wird ihnen ihre Berufstätigkeit erschwert oder gar unmöglich.

Für die Erschöpfung lassen sich ebenso wenig körperliche Ursachen finden. Und die Besuche bei Naturheilärzten oder Heilpraktikern führen auch nur selten zum Erfolg. Ihre Diagnosen lauten beispielsweise: „Belastung mit Schwermetallen oder Umweltgiften", „chronische Borreliose", „Mangel an Spurenelementen", „Nahrungsmittelunverträglichkeit", „Übersäuerung des Organismus" oder „Probleme mit dem ersten Halswirbel". Die oft gleich dutzendweise verordneten Mittel oder auch das Einrenken bewirken jedoch – wenn überhaupt etwas – nur eine sehr kurzfristige Verminderung der Beschwerden.

Angst vor vielen Menschen

Praktisch alle Schwindelpatienten erfahren eine akute Verschlechterung ihrer Symptomatik, wenn sie sich in engen Räumen mit vielen Menschen aufhalten. Besonders unangenehm wird es, wenn sie in einem vollen Supermarkt in einer Schlange an der Kasse stehen oder sich in einem stark frequentierten Kaufhaus durch die Massen wühlen müssen. Dann überfällt sie eine regelrechte Platzangst. „Raus hier, ich ersticke!", will ihr Körper wohl schreien.

Auch im Auto nimmt die Benommenheit oft zu. Geradezu unerträglich wird es, wenn sich mehrere Menschen gleichzeitig bei abgestellter Lüftung in ein enges Fahrzeug gequetscht haben. Dann meldet sich bei den Betroffenen das Erstickungsgefühl innerhalb weniger Minuten, während ihre Mitfahrer von der bedrängenden Situation kaum etwas zu bemerken scheinen. Lange Tunnelfahrten werden so zur Qual!

Wenn sie in einem voll besetzten Urlaubsflieger eingepfercht wurden, erleiden Schwindelpatienten oft dasselbe Gefühl der Panik, nachdem sich die Flugzeugtüren geschlossen haben. Vorfreude auf die schönsten Wochen des Jahres wird dann zum Ding der Unmöglichkeit. Zu stark ist das Gefühl der Enge, Beklemmung und Luftnot. Für die nächsten Ferien kommt dann eine Flugreise oftmals schon nicht mehr infrage.

Die Betroffenen waren früher auch nicht unbedingt echte Draufgänger. Aber derart viele Bedenken und Einschränkungen wie Flugangst, Tunnelangst oder Sozialängste waren ihnen doch fremd. Das Ende vom Lied: Einige trauen sich schließlich kaum noch aus dem Haus. Alleine einkaufen zu gehen, mit öffentlichen Verkehrsmitteln zu fahren oder eine Veranstaltung zu besuchen, das alles ist für sie mit großer Angst verbunden. An ein regelmäßiges Erscheinen an ihrem Arbeitsplatz ist so natürlich überhaupt nicht mehr zu denken.

Derealisation und Depersonalisation

Veronika, eine 23-jährige Studentin kurz vor dem Abschluss, kommt wegen eines Schwankschwindels zur Diagnostik in unsere Praxis. Im Gespräch gibt sie ein weiteres beunruhigendes Symptom zu erkennen: Sie habe die Empfindung, alles sei irgendwie „unwirklich“. Sie fühle sich so, als stünde zwischen ihr und der Welt eine „Glaswand“ . Sie sehe ihre Umgebung wie durch einen „Schleier“ oder eine „Nebelwand“. Manchmal fühle sie sich wie fremd und aus der Wirklichkeit herausgehoben. Die einst vertraute Welt sei ihr unvertraut geworden. Sie lebe wie unter einer „Glasglocke“.

Veronika hatte im Internet nach diesen Schlagworten gesucht und war dabei immer wieder auf die Diagnose „Schizophrenie“ gestoßen. Nun befürchtete sie, ihre Art der Wahrnehmung könnte Ausdruck einer beginnenden schweren Geisteskrankheit sein.

Die beschriebenen Empfindungen sind mir als Arzt nicht unbekannt, fachsprachlich werden sie als „Derealisation“ und „Depersonalisation“ bezeichnet.

Unter „Derealisation“ versteht man ein Gefühl, bei dem einem die Außenwelt fremd und unwirklich erscheint. Die Selbstverständlichkeit von Innen und Außen geht verloren, die Betroffenen fühlen sich wie „entrückt“.

„Depersonalisation“ ist die damit verwandte Empfindung, sich selbst fremd geworden zu sein, etwa das Gefühl, wie ein Roboter durchs Leben zu gehen. Der eigene Körper, die eigenen Gefühle und Gedanken scheinen nicht (mehr) zur eigenen Person zu gehören.

Betroffene beschreiben ihren Zustand häufig so: „Ich fühle mich wie abgetrennt von meiner Umgebung, als hinge ein Schleier zwischen mir und der äußeren Welt. Aus heiterem Himmel fühle ich mich fremd, so als wäre ich nicht wirklich.“

Viele Patienten leiden – so wie Veronika – unter der Angst, sie könnten in Kürze „durchdrehen“. Doch diese Sorge ist in aller Regel unbegründet. Auch bei einem Großteil aller Gesunden können sich vorübergehend solche Entfremdungsgefühle einstellen, etwa infolge emotionaler Belastung, starker Müdigkeit oder vermehrten Alkoholkonsums. Unter Patienten mit phobischem Schwankschwindel sind diese Empfindungen auch unabhängig von den gerade genannten Faktoren sehr verbreitet.

Wie ich später noch eingehender darlegen werde, kommt ein weiterer Faktor hinzu: Eine beschleunigte Atmung verursacht eine vorübergehende Durchblutungsstörung des Gehirns und trübt zudem die Wahrnehmung und das klare Denken (siehe Seite 120 ff.).

Falls Sie also im Zusammenhang mit Benommenheit auch solche „Glaswandgefühle“ erleben, kann ich Sie beruhigen: Das ist mit sehr hoher Wahrscheinlichkeit kein Zeichen einer drohenden Schizophrenie. Und noch eine gute Nachricht: Das Fremdheitsgefühl löst sich mit dem Nachlassen des Schwindels ganz von allein wieder auf.

Verlauf

Langzeituntersuchungen haben gezeigt, dass bei einem Viertel der Betroffenen die Symptome des phobischen Schwankschwindels wieder völlig verschwinden. Bei der Hälfte erfolgt immerhin eine Besserung, doch beim letzten Viertel bleiben die Beschwerden unverändert oder nehmen sogar noch zu. Zu einem Wiederaufflackern der Symptome kann es auch dann kommen, wenn die Benommenheit zwischenzeitlich überwunden schien.

Je früher die Diagnose gestellt wird, desto besser. Bei großer Ängstlichkeit oder einer echten Angststörung ist die Prognose dagegen weniger günstig. Laut Untersuchungen hat auch dic Kombination mit anderen Schwindelerkrankungen, vor allem mit Morbus Menière (siehe Seite 44 ff.) oder einer vestibulären Migräne (siehe Seite 50), eine schlechtere Prognose.

Wenn Sie jetzt das Buch resigniert zuklappen möchten, wäre das allerdings sehr voreilig von Ihnen. Denn die gerade erwähnte Statistik lässt die später in diesem Buch dargestellten Therapiemöglichkeiten unberücksichtigt. Damit können Sie aber meist gute Ergebnisse erzielen!

Interessant ist noch eine weitere wissenschaftliche Erkenntnis: Die Symptomatik kann auch nach jahrelanger Dauer wieder völlig verschwinden. Falls Sie also bereits sehr lange unter Ihren Beschwerden leiden, ist das dennoch kein Grund, die Hoffnung auf eine Besserung oder Heilung aufzugeben. Auch wir sehen in unserer täglichen Praxis viele Patienten, die auch nach 10 oder 15 Jahre anhaltenden Beschwerden schnelle Fortschritte machen.

Will die Seele etwas zum Ausdruck bringen?

Wenn auch nicht der kleinste körperliche Befund feststellbar ist, liegt es nahe, seelische Konflikte mit dem Schwindel in Zusammenhang zu bringen beziehungsweise als dessen Ursache anzusehen. Häufig gehen auch Psychotherapeuten von der Annahme aus, das Unbewusste wolle dem Betroffenen etwas mitteilen, was dieser bewusst nicht fühlen könne oder aktiv ausblenden möchte.

Man vermutet, dass hinter dem Schwindel Erinnerungen oder Gefühle (wie peinliche Situationen, Angst, Schuld oder Scham) stecken, die verdrängt werden, weil sie sonst übermächtig würden.

Dann besteht das Therapieziel darin, diese verdrängten Inhalte ans Tageslicht zu befördern. Das eröffnet dem Klienten die Möglichkeit, sich die belastenden Erinnerungen, die häufig noch aus der Kindheit stammen, wieder bewusst zu machen und sie zu verarbeiten. Im Lauf der Zeit sollte es ihm dann aus seiner Erwachsenen-Perspektive heraus gelingen, die verdrängten Konflikte neu zu ordnen und sie aufzulösen. Am Ende wäre sein Körper dann nicht länger genötigt, ihn durch quälenden Schwindel auf die unbewussten, aber belastenden Konflikte hinzuweisen.

So weit – und ein wenig verkürzt – die Theorie. Schwindel wäre demnach ein symbolischer Ausdruck für eine aus irgendwelchen unbewältigten Problemen entstandene innere Hemmung, die Welt so zu sehen, wie sie ist. Bei Sehstörungen weist die Seele darauf hin, dass sie etwas nicht ansehen möchte. Druckkopfschmerzen oder ein Druckgefühl in der Brust signalisieren, dass den betreffenden Menschen etwas be-drückt. Analoge Überlegungen gibt es zu vielen psychosomatischen Erkrankungen: Asthma bronchiale wird als „Weinen der Lunge" verstanden, bei Erbrechen „kotzt jemanden etwas an", bei Neurodermitis geht jemandem etwas „auf die Pelle", bei Nackenschmerzen lastet einem etwas zu schwer auf den Schultern und so weiter.

Will uns der Körper tatsächlich etwas sagen?

Doch stimmt das tatsächlich? Spricht der Körper wie ein Orakel in Rätseln oder Metaphern? Auch wenn diese Ansicht weit verbreitet ist – ich kann ihr nach meiner Erfahrung nicht zustimmen. Die basalen Steuerungen unseres Körpers wie Gleichgewicht, Atmung, Herzschlag, Verdauung, Wärme-Kälte-Regulation und Schlaf waren immer in erster Linie für unser tägliches Überleben wichtig und haben sich im Verlauf von Jahrmillionen Schritt für Schritt weiter optimiert.

Mehr als 99 Prozent der Zeit unserer Menschheitsgeschichte lebten wir nicht geschützt in Häusern, und schon gar nicht in klimatisierten Gebäuden, sondern streiften als Jäger und Sammler durch die Wildnis, wo wir ständig Naturgewalten und anderen Gefahren (denken Sie nur an die Säbelzahntiger!) ausgesetzt waren. Um die Reaktionen unseres Körpers verstehen zu können, müssen wir sie vor dem Hintergrund unserer Entwicklungsgeschichte mit ihren sich wandelnden Umweltbedingungen betrachten.

Etwas vereinfacht ausgedrückt: Wer in einer Stressphase über einen längeren Zeitraum hinweg schlecht schläft, wird möglicherweise wegen seiner Schlafstörung zum Arzt gehen und ihn um ein entsprechendes Medikament bitten. Doch ist die verminderte Schlafqualität oder Schlaflosigkeit unter Stress tatsächlich eine „Störung"?

Auch unser Schlaf-Wach-Rhythmus hat sich ursprünglich in der Wildnis entwickelt. Stellen Sie sich vor, einer unserer Vorfahren hätte dort traumlos ganz wunderbar tief und fest geschlafen. Er wäre morgens wohl topfit, möglicherweise aber auch gar nicht mehr aufgewacht! Großkatzen jagen vor allem nachts!

Somit könnte man diese „Störung" genauso als „Lösung" betrachten, allerdings als Lösung für ein Problem, das heute kaum mehr existiert. In unserer westlichen Hemisphäre werden tatsächlich nur noch sehr wenige Menschen nachts von wilden Tieren bedroht.

Unser Körper jedoch hat von dieser günstigen Entwicklung nur wenig mitbekommen. Er reagiert unter Bedrohung immer noch mit dem „Kampf-Flucht-oder-Erstarren-Reflex", gerade so, als wären wir auch heute noch den großen Gefahren eines Lebens in der freien Wildnis ausgesetzt. Besonders deutlich wird dies am Beispiel von Müttern mit kleinen Kindern: Ihr Schlaf ist nicht nur deshalb leicht, damit sie jeden Laut ihres Kindes hören, sondern auch, um möglicherweise auftauchende hungrige Raubtiere rechtzeitig wahrzunehmen und zu verjagen.

Kurz: Sehr viele unserer psychosomatischen Reaktionen – möglicherweise sogar alle – gehen in ihrem Kern auf Schutzreflexe zurück, die in unseren Frühzeiten nützlich, ja sogar überlebenswichtig waren, im 21. Jahrhundert aber längst überholt sind. Dabei muss man zwischen dem eigentlich sinnvollen Ziel (nachts „mit einem Ohr" wach bleiben) und der bedauerlichen Folge (morgens „zerschlagen" sein) unterscheiden. Mehr Informationen zu vielen weiteren Erkrankungen, die auf diese Weise interpretiert, einen neuen Sinn erhalten, finden Sie auf unserer Internetseite www.weiss.de

Übertriebene Wahrnehmung und Regulation

Doch wenn die anhaltende Benommenheit keine symbolische oder metaphorische Ausdrucksform ist, wie lässt sich die Symptomatik beim phobischen Schwankschwindel dann erklären?

Wie Sie bereits wissen, stehen wir Menschen nicht stramm da wie Zinnsoldaten, wenn wir uns aufrecht auf beide Beine stellen. Wir schwanken immer leicht nach vorne/hinten beziehungsweise zur Seite, weil unser Körper dabei permanent nachjustieren muss. Stellen sich Patienten mit phobischem Schwankschwindel mit beiden Füßen auf eine weiche Schaumgummimatte, schwanken sie stärker als Gesunde. Diese Tatsache überraschte uns anfangs. Sollte das Schwanken etwa doch ein Hinweis auf eine Erkrankung des Innenohrs sein? Doch dem ist nicht so.

Gestaltet man den Versuch nämlich schwieriger, indem der Patient die Füße direkt voreinanderstellen („Tandemstand") oder zusätzlich die Augen schließen muss, dann schwankt er nicht etwa mehr, sondern paradoxerweise weniger! Seine Gleichgewichtsregulation unterscheidet sich jetzt nicht mehr von der einer gesunden Versuchsperson. Das Schwanken wird ebenfalls geringer, wenn der Patient bei dem Stehversuch abgelenkt wird, wenn er dabei etwa komplizierte Rechenaufgaben lösen oder eine SMS schreiben soll.

Patienten mit phobischem Schwankschwindel nehmen die minimalen Bewegungen beim Stehen offenbar intensiver wahr. Daraus konstruiert ihr Gehirn dann ein Modell der Umwelt, das nicht mehr mit der realen Situation übereinstimmt, also fehlerhaft ist. Der Körper reagiert nun mit übertriebenen Ausgleichsbewegungen, die allerdings perfekt zu dem falschen Modell passen. So gerät der Körper real ins Schwanken.

Besonders stark wird dieses Schwanken, wenn die Aufmerksamkeit des Betreffenden auf das Gleichgewicht gerichtet wird, da so die übertriebene Wahrnehmung intensiviert wird. Ein Reaktionsmuster, das Sie bereits beim Höhenschwindel (siehe Seite 75 f.) und auch beim Mal de Débarquement-Syndrom (MdDS, siehe Seite 80 ff.) kennengelernt haben.

SELBSTVERSUCH

Wie sich eine erhöhte Aufmerksamkeit auf das Benommenheitsgefühl auswirkt, können Sie leicht durch einen Selbstversuch erfahren. Setzen Sie sich bequem auf einen Drehstuhl, wenden Sie Ihren Kopf schräg nach oben Richtung Decke und drehen Sie sich dann abwechselnd leicht von links nach rechts und wieder zurück. Natürlich wissen Sie jetzt: Die Zimmerdecke steht still, ich selbst bewege mich! Stellen Sie sich nun innerlich die Frage: „Könnte es auch andersherum sein?", „Könnte sich das Zimmer bewegen, während ich selbst still stehe?". Wahrscheinlich werden Sie nach kurzer Zeit in Ihrem Inneren ein „komisches" Gefühl verspüren, ein Gefühl von Benommenheit, das sich noch deutlicher ausprägt, wenn eine zweite Person Ihren Stuhl bewegt, während Ihr Blick noch immer nach oben zur Decke gerichtet ist.

Ähnliche Gefühle kennen Sie vermutlich schon: Beipielsweise wenn Sie in einem im Bahnhof stehenden Zug sitzen und sich der Nachbarzug plötzlich in Bewegung setzt. Dadurch entsteht in Ihnen eine innere Verunsicherung: „Fährt denn nun mein Zug oder der auf dem Nachbargleis?" Das innere Gleichgewichtsmodell „Stehen" wird kurz auf „Bewegung" umgeschaltet. Doch die folgende Anpassung gerät in Konflikt – so zum Beispiel mit der Körperwahrnehmung: Und davon wird Ihnen schwindlig!

Vorwärts- und Rückwärtsmodell

Vielleicht erinnern Sie sich noch an den Anfang des Buchs (siehe Seite 27 ff.), als ich geschildert habe, wie unser Großhirn versucht, sich von Routineaufgaben zu entlasten. Wenn es um einfache oder vertraute Abläufe geht, sind Kleinhirn und Rückenmark viel geeigneter und vor allem schneller.

In der Chefetage werden also die Befehle ausgegeben. Die untergeordneten Abteilungen erledigen dann klaglos und ohne Rückmeldung den Rest. So funktioniert das sogenannte Vorwärtsmodell. Diese Art der Befehlskette ist jedoch nur so lange sinnvoll, wie alles gut und reibungslos läuft. Treten Probleme auf, muss nach Durchführung jeder Anordnung die Führungssebene informiert werden. War alles richtig? Sind die Aufgaben nicht vollständig oder gar falsch erledigt worden? In jedem Fall überlegt die Leitung daraufhin neu. Der Entscheidungsprozess geht also jetzt auf Nummer sicher, was notgedrungen mehr Zeit kostet. Dies wird als „Rückwärtsmodell" bezeichnet.

Beim phobischen Schwankschwindel scheint der Körper also vom Vorwärts- auf das Rückwärtsmodell umzuschalten und wird auf diese Weise daran gehindert, schnelle Routinebewegungen auszuführen. Durch eine Ablenkung oder die Konzentration auf etwas Wichtigeres werden bei dieser Aufgabe die Prioritäten neu gesetzt. Die Organisation des Gleichgewichts wechselt in das Vorwärtsmodell zurück. Das Schwanken lässt nach.

Die Atmung: das fehlende Glied in der Kette?

Wir haben nun zwei Komponenten identifiziert, die bei der Entstehung des phobischen Schwankschwindels eine wesentliche Rolle spielen: die vermehrte Selbstbeobachtung und das Rückwärtsmodell. Bilden diese beiden nun den eigentlichen Kern der Erkrankung? Sind auch Benommenheit, Müdigkeit und Beklemmungsgefühle ausschließlich Folgen dieser beiden Faktoren?

Aus meiner Sicht ist die Antwort ein eindeutiges Nein! Denn es kommt praktisch immer noch etwas hinzu: eine Veränderung der Atmung! Erste Hinweise auf Auffälligkeiten finden sich schon in den subjektiven Symptomen. Die Betroffenen klagen meist über Kurzatmigkeit, Druck auf der Brust, das Gefühl, einen Kloß im Hals zu haben, und Erstickungsgefühle. Sie können nicht frei durchatmen, seufzen häufig und halten es in stickigen Räumen nur schlecht aus.

So ging es auch Markus.

Fallgeschichte

Alle Untersuchungen „ohne Befund" – das war wirklich zum Verzweifeln!

Als Markus mein Sprechzimmer betrat, wirkte er verzweifelt. Noch bevor er sich richtig hingesetzt hatte, berichtete der 39-jährige Lehrer von seinen quälenden Beschwerden. Seit mehr als eineinhalb Jahren fühle er sich schwindlig, und trotz umfangreichster Diagnostik habe keiner der konsultierten Ärzte eine Ursache für diesen Schwindel feststellen können. Er fühle sich wie „volltrunken", sei erschöpft, vergesslich und könne sich auf nichts mehr konzentrieren. Zudem leide er unter Herzrhythmusstörungen und Druckgefühlen auf der Brust. Doch all die vielen Untersuchungen hätten rein gar nichts zutage gefördert, es gebe keinen Befund.

Am schlimmsten sei es, wenn er in einem vollen Klassenzimmer stehe. Dann habe er das Gefühl von großer Luftnot. Er könne nur noch am offenen Fenster unterrichten. Und das sogar im Winter! An der Tafel verrechne er sich ständig, mache die unmöglichsten orthografischen Fehler und werde deshalb manchmal von seiner Klasse ausgelacht. Mittlerweile sei er seit einem halben Jahr zu Hause. Er traue sich in seiner Verfassung einfach nicht mehr in die Schule. Eigentlich sei er Lehrer mit Leib und Seele, aber in diesem Zustand sei er total überfordert! Er habe große Angst davor, nie mehr unterrichten zu können.

Zum leichteren Einstieg in das Kapitel über die Atmung können Sie zwei Selbsttests durchführen:

Selbsttest 1

Kreuzen Sie im folgenden Fragebogen an, welche Antwort jeweils mit welcher Häufigkeit für Sie zutrifft. Für „nie" gibt es 0 Punkte, für „selten" 1 Punkt, „öfter" ergibt 2 und „häufig" 3 Punkte. Jetzt brauchen Sie nur noch die Summe der Spalten und die Gesamtsumme zu bilden. Liegt Ihr Ergebnis über 25 oder gar über 30 Punkte, dann dürfte Ihr Schwindel mit einiger Wahrscheinlichkeit mindestens zum Teil von Ihrer Atmung beeinflusst sein. Das spricht übrigens nicht automatisch für einen „reinen" phobischen Schwankschwindel, auch wenn hier ein besonders deutlicher Zusammenhang besteht. Auch andere, organisch bedingte Schwindelarten können durch den damit verbundenen Stress zu einer unwillkürlich beschleunigten Atmung führen. Die Betroffenen haben dann zwei Schwindelarten parallel, etwa einen gutartigen Lagerungsschwindel und zusätzlich einen phobischen Schwankschwindel.

Noch eine Anmerkung zu dem Fragebogen: Atmen ist uns so selbstverständlich, dass wir selbst auch auffällige eigene Atemgewohnheiten manchmal nicht wahrnehmen. Daher fragen Sie vielleicht auch Partner oder Angehörige/Freunde, ob sie Besonderheiten an Ihrer Atmung bemerkt hätten.

WELCHE ANTWORTEN TREFFEN FÜR SIE ZU ...				
	nie = 0	**selten =1**	**öfter = 2**	**häufig = 3**
Ich atme sehr flach				
Ich atme unregelmäßig				
Ich atme sehr schnell				
Ich halte unbewusst den Atem an				
Ich atme tagsüber durch den Mund				
Ich atme nachts durch den Mund				
Ich seufze häufig				
Ich gähne häufig				
Ich kann nicht gut durchatmen				
Ich mag es nicht, wenn mich Menschen auf kurze Distanz anatmen, z. B. der Partner (Nase an Nase) im Bett				
Es fällt mir schwer, mich in Räumen mit stickiger Luft aufzuhalten				
Ich atme schneller, wenn ich angespannt/ängstlich bin				
Ich gerate schnell außer Atem, z. B. beim Treppensteigen (passt nicht zu meiner Fitness)				
Ich gerate beim Reden oder Telefonieren schnell außer Atem				
Ich habe oft ein Engegefühl/Beklemmungsgefühl in der Brust				
Atmen erfordert für mich Anstrengung				
Ich habe auch in Ruhe das Gefühl, nicht genug Luft zu bekommen oder nicht tief atmen zu können				
Ich leide häufiger unter dem Gefühl von „Watte im Kopf"				
Spaltensumme				
Gesamtsumme				

Selbsttest 2

Sie können noch einen zweiten Selbsttest durchführen, der zur Veranschaulichung des Zusammenhangs zwischen Atmung und Benommenheit dient. Sie benötigen für den Test lediglich eine Tüte (z. B. einen Gefrierbeutel) mit etwa einem Liter Volumen (Fassungsvermögen).

Dieser Test, ein sogenannter Hyperventilationstest, liefert zwar sehr gute Erkenntnisse, ist aber auch ein wenig unangenehm! Führen Sie ihn deshalb bitte nicht alleine und nur im Sitzen durch. Und auch wenn der Test harmlos ist, sollten Sie ihn nur dann unternehmen, wenn Sie ansonsten gesund sind.

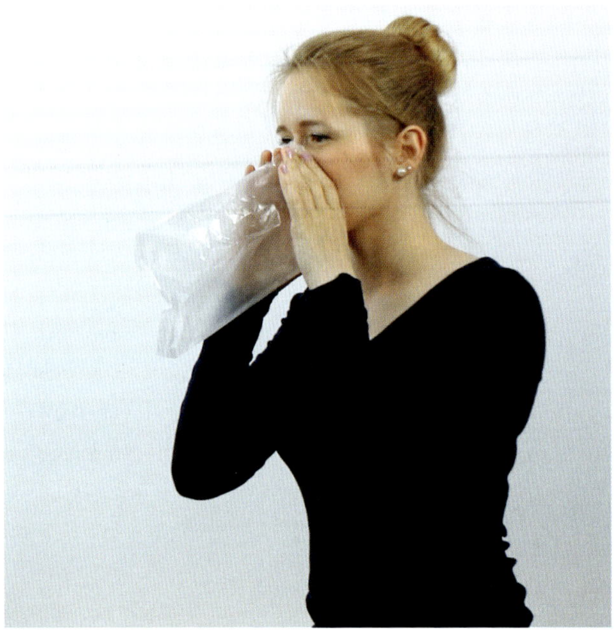

Abb. 21: Hyperventilationstest

Lesen Sie sich bitte die gesamte Anleitung bis zum Ende durch, bevor Sie loslegen. Atmen Sie eine Minute lang mit offenem Mund tief und übertrieben schnell ein und aus. Ungefähr so, als hätten Sie sich gerade sportlich betätigt. Ihre Atemfrequenz sollte etwa einen Atemzug pro Sekunde betragen. Dabei ist es gleichgültig, ob Sie in Ihren Bauch oder in die Brust atmen. Die Atmung muss nur tief und schnell sein. Beobachten Sie, welche Symptome bei Ihnen auftauchen.

Im Allgemeinen sind das Benommenheit, Schwindel oder das Gefühl, gleich „umzukippen“, Druck im Kopf, Hitzegefühle, Kribbeln in den Händen,

Herzklopfen, Beklemmungsgefühle, feuchte Hände und Angst oder gar Panik. Kurz: Es sind genau die Beschwerden, die Ihnen vermutlich recht vertraut sind, wenn Sie unter phobischem Schwankschwindel leiden.

Nun gilt es, die Symptomatik wieder wegzuzaubern! Nehmen Sie dazu die bereitgelegte Plastiktüte mit beiden Händen auf und pusten Sie kurz hinein, bis sie mit Luft gefüllt ist. Dann halten Sie sich die Tüte mit beiden Händen über Mund und Nase und atmen ruhig in die Tüte ein und aus. Sie können beobachten, wie sich die Tüte im Rhythmus Ihres Atems mit Luft füllt und wieder leert.

Nach einigen Atemzügen dieser „Rückatmung" lassen Schwindel, Benommenheit oder Druck im Kopf nach. Meist dauert es nur 20–30 Sekunden, bis der Spuk vorbei ist. Nur das Herzklopfen kann noch ein wenig anhalten.

Als Markus diesen Test durchführte, überkam ihn nach 20 Sekunden eine heftige Benommenheit. Er hatte das Gefühl, gleich umzufallen, und hinter seinen Augen verspürte er einen unangenehmen Druck im Kopf. Etwas später gesellten sich starkes Herzklopfen und Kribbeln in den Händen hinzu. Dann verengte sich sein Blickfeld, als sähe er durch eine Röhre. Beim Rückatmen verschwanden die provozierten Beschwerden nach wenigen Atemzügen wieder.

Markus war von diesem Test erschüttert. Die dadurch absichtlich hervorgerufenen Symptome waren fast identisch mit dem Beschwerdebild, unter dem er so lange gelitten hatte. Wie war es möglich, dass man diese Symptomatik mit einem einfachen Atemtest erzeugen und dann wieder verschwinden lassen konnte? Sollte der Schwindel wirklich nur von seiner Atmung abhängen? Nach seiner eigenen Einschätzung atmete er doch völlig normal!

Exkurs: Über die Atmung

Damit Sie die Zusammenhänge zwischen Schwindel/Benommenheit und Atmung wirklich erfassen können, muss ich mit Ihnen einen Umweg gehen, auf dem Sie einiges über die Atmung erfahren werden. Mit diesem Wissen gerüstet, können Sie dann leichter begreifen, wie der phobische Schwankschwindel entsteht und auch, was Ihnen dagegen hilft.

Erinnern Sie sich noch an Ihre Schulzeit und den Chemieunterricht? Wie wir alle gelernt haben, nehmen wir mit der Atmung Sauerstoff auf und geben Kohlendioxid (CO_2) ab. Die automatische Atemtiefe und Atemfrequenz hängen davon ab, wie viel CO_2 wir gerade produzieren. Je mehr körperliche Arbeit wir leisten, desto mehr CO_2 entsteht, und desto schneller und tiefer wird die Atmung. Beim Ausatmen werden wir dieses Stoffwechselprodukt wieder los. Parallel nehmen wir auch vermehrt Sauerstoff auf. Im Lauf eines Tages kommen wir auf 10.000 bis 30.000 Atemzüge.

Viele Menschen vermuten, der Sauerstoff sei entscheidend für die Atemregulation. Doch tatsächlich reagiert das Atemzentrum (es sitzt im verlängerten Rückenmark an der Hirnbasis) viel empfindlicher auf Kohlendioxid. Bereits ein kleiner Anstieg des CO_2-Gehalts im Blut bewirkt einen kräftigen Atemantrieb. Eine Veränderung des Sauerstoffgehalts hat im Vergleich dazu nur eine deutlich geringere Auswirkung.

Die Lunge selbst ist elastisch und besitzt keine eigenen Atemmuskeln. Dafür ist sie in eine doppelschichtige Hülle gepackt. Zwischen diesen beiden Schichten befindet sich ein feiner Flüssigkeitsfilm, der ein fast reibungsloses Gleiten der Lungenflügel beim Atmen ermöglicht. Beim Einatmen ziehen die Rippen beziehungsweise das Zwerchfell an der äußeren Hülle. Die innere Oberfläche folgt dann automatisch dieser Bewegung. Die Lunge wird ausgedehnt, frische Luft strömt ein. Beim Ausatmen lassen die Muskeln locker, die Lunge zieht sich aufgrund ihrer Elastizität einfach wieder zusammen, und die „verbrauchte“ Luft strömt heraus.

Wir verfügen über zwei unterschiedliche Atemtechniken. Der Brustkorb kann mithilfe der Zwischenrippenmuskeln erweitert werden (Brustatmung), und das Zwerchfell kann sich mithilfe seiner eigenen Muskulatur nach unten absenken (Bauchatmung). Etwas vereinfacht lässt sich die Brustatmung mit einem Blasebalg und die Zwerchfellatmung (Bauchatmung) mit einer Kolbenpumpe vergleichen.

Beide Techniken haben ihre Vor- und Nachteile. In Ruhe und bei Entspannung ist die weniger aufwendige Zwerchfellatmung sinnvoll. Dann hebt sich der Bauch beim Einatmen an, und beim Ausatmen wird er flacher. Wenn man aber schnell Leistung erbringen muss oder nervös und aufgeregt beziehungsweise von Angst erfüllt ist, kommt die Brustatmung zum Zug.

Sie können selbst testen, welchen Atemtypus Sie bei Stress anwenden. Atmen Sie einmal kurz und heftig ein, als hätten Sie sich erschreckt. Sie werden feststellen, dass sich vor allem Ihr Brustkorb gehoben hat. Vielleicht mögen Sie einmal versuchen, wie es ist, beim Erschrecken in den Bauch zu atmen. Das wird sich für Sie bestimmt irgendwie merkwürdig, ja fast komisch anfühlen.

Tatsächlich setzen wir die beiden Atemarten im Alltag nicht getrennt, sondern parallel ein. Doch von alledem werden Sie bewusst kaum etwas mitbekommen, denn unsere Atmung ist weitgehend autonom!

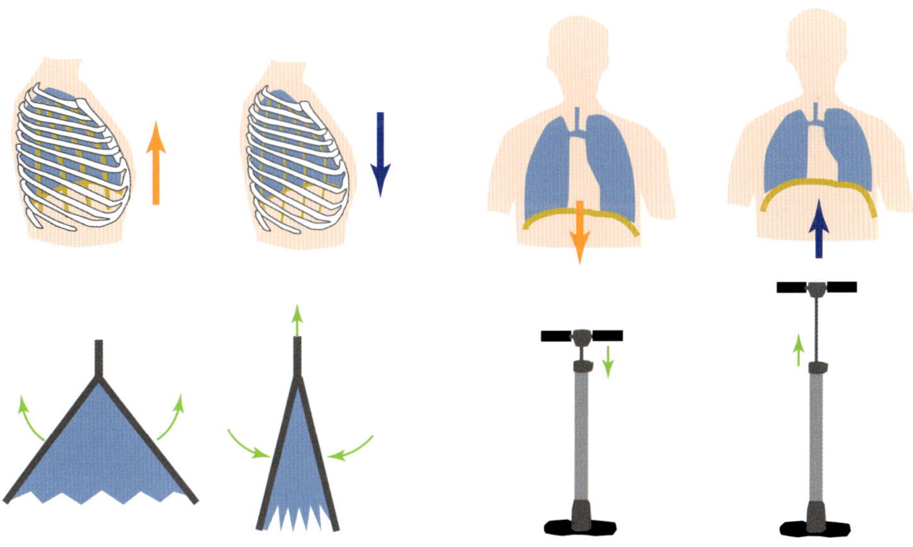

Abb. 22: Unterschied zwischen Brustatmung und Zwerchfellatmung

Die Atmung bei körperlicher und seelischer Belastung

Unsere Atmung passt sich unserer körperlichen und seelischen Beanspruchung oder Belastung an. So können Sie an der Atmung erkennen, ob jemand beabsichtigt, nach längerem Sitzen aufzustehen: Erst nimmt er einen tiefen Atemzug, und anschließend erhebt er sich. Noch deutlicher können Sie das beobachten, wenn Sie planen, eine schwere Kiste anzuheben: Sie atmen nämlich zuvor erst ein- oder zweimal kräftig durch, und dann packen Sie zu.

Wir machen das, weil unser Körper schon vorweg ahnt, dass aufgrund von Muskelarbeit gleich eine Menge Kohlendioxid produziert wird. Daher atmet er schon einmal „vorweg" und ist so für die folgende körperliche Arbeit besser gerüstet. Noch prägnanter sind die tiefen Atemzüge, die ein Gewichtheber nimmt, bevor er sich an die schwere Hantel wagt.

Diese beschleunigte Atmung führt zu einem kurzfristigen Abfall des CO_2 im Blut. Da in der Folge mehr Kohlendioxid produziert wird, macht das durchaus Sinn. Der Körper ist so besser auf die kommende Leistungsspitze vorbereitet, und der CO_2-Spiegel steigt durch die Muskelarbeit wieder auf einen normalen Wert.

Bei seelischen Belastungen, vor allem bei Angst, reagiert unsere Atmung ähnlich: Wir atmen schneller und mehr in den Brustkorb. Also genau so, als müssten wir gleich körperliche Arbeit verrichten. Im Verlauf der Evolution hat sich dieses Muster bewährt. So waren wir angesichts einer drohenden Gefahr auf *action* vorbereitet.

Wenn jedoch nach einer Aufregung keine anschließende Körperarbeit geleistet wird, die für eine vermehrte Produktion von CO_2 sorgt, wird der prophylaktisch abgesenkte CO_2-Spiegel nicht wieder ausgeglichen. „Nicht so schlimm", werden Sie vielleicht denken, „das CO_2 müssen wir doch sowieso loswerden." Das stimmt allerdings nicht ganz: Der CO_2-Spiegel unseres Bluts ist nämlich, wie wir in Abb. 23 rechts sehen können, überaus penibel justiert. Selbst geringste Abweichungen vom Sollwert haben erhebliche Folgen.

Das CO_2 ist im Blut in Form von Kohlensäure gebunden, genau wie im Mineralwasser. Atmen wir vermehrt CO_2 ab, verlieren wir damit eine Säure. Somit verschiebt sich das Säure-Basen-Gleichgewicht (pH) in Richtung basisch (auch „alkalisch" genannt). Folge: Der pH-Wert steigt an.

Wir Menschen sind also darauf angewiesen, dass unsere Sauerstoff- und CO_2-Spiegel immer eine gewisse gleichbleibende Höhe haben. Mit der Atmung nehmen wir Sauerstoff auf und geben das überschüssige CO_2 ab.

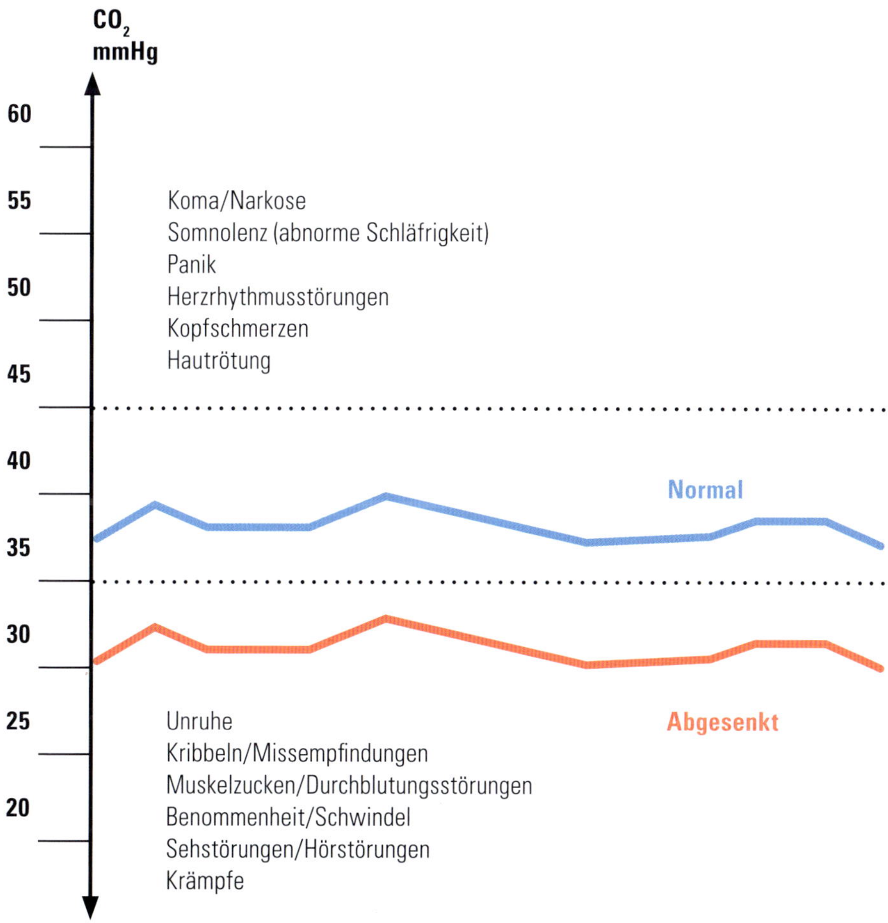

Abb. 23

DER PH-WERT

Der pH-Wert (vom Neulateinischen ***potentia Hydrogenii*** *„Kraft des Wasserstoffs") ist eine chemische Messgröße für die Konzentration der Wasserstoffionen. Er misst den Säuregrad zwischen 0 (konzentrierte Salzsäure) bis 14 (Natronlauge). Neutral, also weder sauer noch alkalisch, ist der Wert 7,0. Der pH ist ein logarithmisches Maß, das heißt, wenn Sie konzentrierte Salzsäure mit einem pH von 0 zehnfach verdünnen, erhalten Sie Salzsäure mit einem pH von 1. Das bedeutet auch, dass bereits hinter kleinen Veränderungen des Werts große Konzentrationsunterschiede stehen. Steigt der Wert um 0,3, halbiert sich dabei die Anzahl der Wasserstoffionen!*

Die pH-Werte im Körper sind – je nach Region – sehr unterschiedlich. Am sauersten ist es im Magen (pH 1). Die Hautoberfläche ist mit einem pH von 5 auch noch recht sauer. Alkalisch geht es dagegen im Darm und im Sekret der Bauchspeicheldrüse (pH 8,3) zu. Der Blut-pH ist äußerst präzise geregelt, er schwankt lediglich zwischen 7,35 und 7,45, ist also ganz leicht alkalisch. Werte unter 7,00 oder über 7,8 sind lebensbedrohlich.

Sehr groß dagegen sind die Schwankungen des pH im Urin, die Werte liegen zwischen 5 und 8. Vegetarier tendieren zu höheren Werten als Fleischliebhaber. Der Urin-pH hat mit dem Blut-pH nichts zu tun. Es ist nicht möglich, den pH des Bluts durch die Nahrung zu beeinflussen. Selbst wenn Sie sich vorwiegend von sauren Gurken ernährten, bliebe Ihr Blut-pH dennoch unverändert. Die Theorie, wonach es „gute" alkalische und „schlechte" saure Lebensmittel geben soll, entbehrt somit der wissenschaftlichen Grundlage.

Auch wenn Sie Ihren Urin mit einem Stick geprüft und dort niedrige (saure) pH-Werte feststellten, ist das kein Zeichen für eine „Übersäuerung" Ihres Bluts. Es zeigt nur an, dass die Regelfähigkeit Ihrer Nieren intakt ist. Einige Konsequenzen in Sachen Ernährung, die aus der falschen Theorie der Übersäuerung abgeleitet werden – z. B. viel Gemüse und Kartoffeln, wenig Fleisch zu essen – schaden der Gesundheit jedoch keineswegs!

Der Blut-pH hingegen lässt sich durch die Atmung stark beeinflussen. Atmet ein Mensch längere Zeit zu wenig, nimmt die CO_2-Konzentration ab, der Blut-pH fällt, sein Blut wird zu sauer. Umgekehrt steigt bei übermäßig schneller Atmung der pH-Wert an, das Blut wird alkalisch. Damit nicht bereits kleine Schwankungen der Atmung den Blut-pH erschüttern, verfügt der Körper über mehrere Puffersysteme, die für eine Konstanz dieses äußerst wichtigen Parameters sorgen.

In der Medizin wird daher vor allem bei beatmeten Patienten auf Intensivstationen sehr genau auf den Blut-pH geachtet, da bei ihnen die natürliche Atemregulation durch die Beatmungsmaschinen außer Kraft gesetzt wurde.

Bisher haben wir uns nur mit der Problematik zu geringer Kohlendioxidmengen im Blut beschäftigt. Doch kann der CO_2-Wert in extremen Situationen auch bedrohlich hoch ansteigen, so etwa bei drohender Erstickung oder auch bei Bränden. Die Natur hat uns daher mit einem mächtigen Schutzreflex ausgestattet, der bei einem übermäßigen Anstieg des CO_2 im Blut automatisch ausgelöst wird. Subjektiv kommt es zum Erstickungsgefühl und sogar zur Todesangst. Der Körper reagiert reflektorisch mit verstärkter und schneller Atmung, um das CO_2 effektiv wieder loszuwerden. Die Hyperventilation dient also zur Abwehr der Erstickungsgefahr!

Bei vielen Patienten mit Schwindel (vor allem mit phobischem Schwankschwindel) ist dieser Reflex allerdings zu empfindlich eingestellt und kann bereits bei normalen und sinnvollen CO_2-Konzentrationen im Blut „anspringen“. Dann reagiert die Atmung wie beim drohenden Erstickungstod, und in der Folge fällt der CO_2-Spiegel zu tief ab. Dadurch werden dann die beschriebenen Störungen hervorgerufen.

Vereinfacht könnte man sagen: Die betroffenen Menschen senken aus lauter Angst vor dem Ersticken ihren CO_2-Blutspiegel so stark ab, dass ihnen nun durch zu niedrige Werte neue Probleme erwachsen. Die Symptome kennen Sie schon: Schwindel, Benommenheit, Herzklopfen, Beklemmungsgefühle, Übererregbarkeit von Nerven und anderes mehr.

CO_2, pH und die Atmung

Falls Sie unter anhaltendem Schwindel leiden, stellt dies eine hohe Dauerstressbelastung für Sie dar. Unser Körper verbindet „Stress“ immer noch mit den Bedrohungen der Vergangenheit (hungrige Raubkatzen!) und bereitet sich entsprechend vor: Das Herz schlägt schneller, der Blutdruck steigt an, die Spannung der Muskulatur nimmt zu, und die Atmung beschleunigt sich.

Wie erwähnt, wird dabei mehr Sauerstoff aufgenommen und reichlich CO_2 abgegeben. Interessanterweise verändert sich dabei der Sauerstoffspiegel im Blut nur geringfügig, da Gesunde sogar in Ruhe eine fast maximale Sauerstoffsättigung im Blut aufweisen (über 95%). Hier ist wenig „Luft nach oben“, mehr als 100 Prozent gehen einfach nicht.

Anders beim CO_2: Da können die Konzentrationen deutlich stärker schwanken. Sie werden üblicherweise nicht in Prozent angegeben, sondern als Gasdruck in Millimeter Quecksilbersäule (mmHg, Hg steht für lateinisch *Hydrargyrum* „Quecksilber“). Der Normalwert im arteriellen Blut liegt bei 35–45 mmHg und wird mithilfe von Puffer- oder Ausgleichssystemen möglichst stabil gehalten.

Bei übermäßig schneller Atmung werden erst die Puffersysteme aufgebraucht, und dann fällt der CO_2-Spiegel ab. Weil damit eine Säure, nämlich Kohlensäure, reduziert wird, reagiert das Blut jetzt alkalischer. Diese Veränderung des pH-Werts wirkt sich innerhalb von Sekunden auf den gesamten Körper aus.

Die enorme Geschwindigkeit rührt von einer Besonderheit des Kohlendioxids her: Es ist elektrisch ungeladen, sowohl wasser- als auch fettlöslich und kann die Zellwände (Zellmembranen) praktisch ungehindert durchdringen. Fällt die Konzentration des CO_2 im Blut unter 35 mmHg ab, führt das zu komplexen Veränderungen der Biochemie. Besonders folgenreich ist die Auswirkung auf Kalzium. Normalerweise ist Kalzium nur in sehr kleinen Mengen in den Zellen enthalten, es macht etwa ein Zehntausendstel ($^1/_{10.000}$) der Blutkonzentration aus. Beim Abfall des CO_2 öffnen sich Kalziumschleusen (sogenannte Kalziumkanäle), und die Kalziumkonzentration in den Zellen steigt stark an, während die im Blut entsprechend abnimmt.

In den Zellen dient Kalzium – ganz anders als in den Knochen – als Botenstoff für den Signalaustausch. Jetzt wird es für uns endlich interessanter! Durch den Anstieg des Kalziums in den Zellen werden Nervenzellen übererregbar, Muskelzellen ziehen sich zusammen oder krampfen, Blutgefäße werden eng gestellt, wodurch der Blutdruck ansteigt, es werden verschiedene Eiweißkörper produziert und zahlreiche Gene an- beziehungsweise abgeschaltet.

Kurz gesagt: **Die Atmung hat über biochemische Umwege erhebliche Auswirkungen auf grundlegende Körperfunktionen.** Darüber erklärt sich ein Großteil der Symptome bei diesem „Schwindel ohne Befund“!

Atemveränderungen

Unter einer anhaltenden seelischen Belastung verändert unser Körper die Atmung. Sie wird schneller, unregelmäßiger, der Atem strömt verstärkt in den Brustraum, und es wird mehr Luft pro Minute bewegt. Manchmal kommt es zur „paradoxen Atmung“, die Sie daran erkennen, dass Ihr Bauch beim Einatmen flacher wird, während er sich beim Ausatmen vorwölbt. Zwerchfell und Rippen arbeiten dann nicht mehr synchron, sondern gegenläufig. Dann muss der Körper auch die sogenannte Atemhilfsmuskulatur einsetzen. Das kostet nicht nur eine Menge Energie, es kann auch zu Muskelverspannungen führen, insbesondere im Schulter-Nacken-Bereich.

Atmung und Gehirndurchblutung

Unser Gehirn ist darauf angewiesen, dass es lückenlos mit Energie und Sauerstoff versorgt wird. Ebenso müssen die Stoffwechselprodukte, vor allem Kohlendioxid, kontinuierlich abtransportiert werden. Wir können zwar für einige Minuten die Luft anhalten, doch wenn die Hirndurchblutung unterbrochen ist, verlieren wir bereits nach wenigen Sekunden das Bewusstsein. Dabei sind unsere grauen Zellen überaus anspruchsvoll: Obwohl sie nur etwa 2 Prozent unseres Körpergewichts ausmachen, fordern sie rund 15 Prozent des Blutflusses für sich und verschlingen sogar rund 18 Prozent der Gesamtenergie.

Dazu müssen sowohl die Blutmenge als auch der Blutdruck im Gehirn in einem engen Bereich justiert sein. Und das unabhängig von der Herzfrequenz und dem Blutdruck im übrigen Gefäßsystem. Unsere Muskeln benötigen bei körperlicher Arbeit eine deutlich höhere Blutzufuhr. Der Energiebedarf unseres Denkorgans ist jedoch im Sitzen wie beim Joggen gleich groß. Nähme die Durchblutung des Gehirns beim morgendlichen Waldlauf im selben Umfang zu wie die der Beinmuskeln, käme es dort zum lebensbedrohlichen Austritt von

Flüssigkeit aus den Gefäßen, wodurch sich Volumen und Druck erhöhen. Resultat: eine Hirnschwellung (Hirnödem).

Wir sprechen in diesem Zusammenhang von einer „Autoregulation" der Gehirndurchblutung. Das bedeutet, unser zentrales Nervensystem wird auch bei schwankenden Blutdruckwerten stets gleichmäßig mit Energie und Sauerstoff versorgt.

Der CO_2-Gehalt im Blut hat allerdings eine deutliche Auswirkung auf die Regulation der Hirndurchblutung. Wenn das Gehirn mehr leisten muss (z. B. weil Sie gerade angestrengt dieses Buch lesen), dann entsteht dabei notgedrungen mehr CO_2. Die Autoregulation sorgt jetzt für einen vermehrten Einstrom von Blut und Nährstoffen. Steigt die Konzentration von CO_2 um 1 mmHg an, nimmt die Durchblutung um 4 Prozent zu. Entsprechend ist es auch umgekehrt: Bei einem Abfall des CO_2 nimmt die Durchblutung des Zentralnervensystems erkennbar ab.

Ein paar Prozent Minderdurchblutung können wir meist noch wegstecken, doch bei Patienten mit ausprägter Atembeschleunigung messen wir häufig Werte, die um 10 oder gar 20 mmHg unter dem Normwert liegen. Dann treten Ausfallserscheinungen auf.

Es kommt für das Gehirn aber noch schlimmer: Wie Sie wissen, enthalten die roten Blutkörperchen (Erythrozyten) den Blutfarbstoff (Hämoglobin), der Sauerstoff transportiert. Allerdings gibt/lässt das Hämoglobin diesen Sauerstoff nicht in jeder Situation gleich gerne ab/los. Je saurer das Milieu, desto bereitwilliger geben die roten Blutkörperchen ihre Sauerstofffracht ab. Das ist vor allem bei körperlicher Arbeit günstig, da hier die Muskeln sauer werden und so automatisch mehr Sauerstoff erhalten. Umgekehrt tankt das Hämoglobin in der pH-neutralen Lunge neuen Sauerstoff. Die Abhängigkeit der Sauerstoffbindung vom pH heißt in der Fachsprache „Bohr-Effekt".

Ist das Blut – wie bei der beschleunigten Atmung – jedoch alkalisch, dann verkehrt sich dieser Segen in einen Fluch. Zwar beträgt die Sauerstoffsättigung des Bluts jetzt nahezu 100 Prozent, doch das nützt uns wenig, da der lebenserhaltende Stoff nicht mehr richtig abgegeben werden kann. So erhält der ganze Körper zu wenig Sauerstoff, das Gehirn reagiert darauf am empfindlichsten. Die Situation gleicht einem „Verhungern vor vollen Töpfen“!

STRESSHORMONE UND CO_2

Im Zuge der Forschung nach den Ursachen des phobischen Schwankschwindels wurden auch die in der Nebenniere gebildeten Hormone Adrenalin und Noradrenalin untersucht. Doch die Konzentration dieser Stresshormone war bei den betroffenen Patienten weitgehend normal. Allerdings stellte man fest, dass sich die Wirksamkeit dieser Hormone unter einer Hyperventilation verändert: Bei niedrigem CO_2-Spiegel wirkt Adrenalin intensiver!

Nasen- und Mundatmung

„Atmen Sie gerade durch die Nase oder durch den Mund?“ Wenn ich Patienten diese Frage stelle, erhalte ich häufig die spontane Antwort: „Durch die Nase“, obwohl sie zuvor fast ausschließlich durch den Mund geatmet haben. Vielen Menschen ist ihre Mundatmung nicht bewusst. Doch es ist keineswegs egal, ob wir mehr durch den Mund oder durch die Nase atmen, denn es hat durchaus Folgen.

Wozu dient die Nase überhaupt? Natürlich zum Riechen! Außerdem befeuchtet sie die trockene Luft und bringt sie flott auf Körpertemperatur. So trocknet und kühlt die Lunge selbst bei Minustemperaturen nicht aus. Rund 150 Milliliter Flüssigkeit gibt die Nase an einem Tag ohne Schnupfen ab.

Unsere gesamten Atemwege sind mit einem feinen Flimmerepithel ausgekleidet, worauf die eingedrungenen Staubpartikel wie auf einem Förderband in Richtung Nasenausgang transportiert werden.

Darüber hinaus ist seit einigen Jahren bekannt, dass in den Nasennebenhöhlen Stickstoffmonoxid (NO) gebildet wird. Auch wenn die Bedeutung dieses Gases, das nichts mit dem giftigen Kohlenstoffmonoxid zu tun hat, noch nicht vollständig geklärt ist, eines lässt sich sagen: Es dient offenbar der Bekämpfung von Krankheitserregern in den Atemwegen. Auch bei Allergien, Asthma,

Entzündungen und bei der Regulation der Blutgefäße scheint Stickstoffmonoxid eine Rolle zu spielen.

Der eigentliche Gasaustausch findet nur in den winzigen Lungenbläschen statt. Als reine „Rohrleitungen" sind die dorthin führenden Bronchien nicht daran beteiligt. Dieses Volumen von etwa 200 Millilitern (ml) wird daher auch als „Totraum" bezeichnet. Da wir in Ruhe 500–700 ml ein- und ausatmen, beträgt der Anteil des Stickstoffmonoxids am Atemvolumen etwa 30 Prozent. So verlassen bei jedem unserer Atemzüge zwei Drittel der Luft die Lungen, während ein Drittel im Totraum verbleibt. Das klingt nach einem Nachteil, ist es aber nicht, da die im Körper verbleibende Luft das Gleichbleiben von Feuchtigkeit und Temperatur gewährleistet, was der Lunge gut bekommt. Dasselbe gilt für das Kohlendioxid. Auch hier dient der Totraum als Puffer und sorgt so für stabilere Verhältnisse. Bei der Mundatmung wird der Nasenraum ungenützt umgangen, auf diese Weise verkleinert sich der Totraum. Das begünstigt eine Austrocknung und Auskühlung der Schleimhäute. Doch auch der CO_2-Gehalt fällt ab, da ja mehr verbrauchte Luft abgegeben wird. Wie ich bereits oben dargelegt habe, verschlechtert sich dadurch paradoxerweise die Sauerstoffversorgung (Bohr-Effekt, siehe Seite 126). Der „Totraum" ist also keineswegs tot, sondern ganz im Gegenteil quicklebendig und trägt sehr zu unserem Wohlbefinden bei! Obwohl Sie durch den Mund sehr viel mehr Luft bekommen, sollten Sie möglichst durch die Nase atmen. Das gilt auch in Bewegung. Versuchen Sie es erst mal beim entspannten Gehen, später auch beim Fahrradfahren und Joggen.

UNGLEICHE „NASENZWILLINGE"

Die Luft strömt nicht gleichmäßig durch die beiden Nasenöffnungen. Meist ist eine Seite aktiver, während die andere eine Pause einlegt. Im Durchschnitt wechseln sich die Nasenmuscheln etwa alle zwei Stunden ab. Dieser „Nasenzyklus" hängt mit einer Zunahme und Abnahme der Schwellungen in den Nasenmuscheln ab. Vermutlich regeneriert sich die Schleimhaut in den Zeiten geringerer Belastung. In der Nacht ist der Seitenunterschied stärker ausgeprägt, wobei die unten liegende Nasenöffnung häufig weniger Luft transportiert.

Chronische Hyperventilation

Wie Sie in meinen Ausführungen weiter oben erfahren haben, kann „nur ein wenig zu schnell atmen" ungeahnte Folgen haben. Schauen wir uns einige dieser Symptome einmal genauer an. Wie wirkt sich die schnellere Atmung in den und auf die verschiedenen Organsysteme aus?

Fallgeschichte

Oliver und sein „Brett vorm Kopf"

Nach einer länger dauernden Stressbelastung im Studium wurde Oliver, ein sensibler, schlanker Informatikstudent, von einer anhaltenden Benommenheit und Schwindelgefühlen heimgesucht. Doch am stärksten beeinträchtigten ihn die Konzentrationsstörung und die Verlangsamung seines Denkens. „Ich kann mich auf nichts mehr konzentrieren. Wenn ich einen Text lese, weiß ich nach einem Absatz schon nicht mehr, was darin geschrieben stand", klagte er bei seinem ersten Besuch in unserer Praxis. Er habe ständig ein „Brett vorm Kopf", stehe wie neben sich, und selbst einfachste geistige Aufgaben überforderten ihn bisweilen. Hinter seinen Augen und der Stirn verspüre er anhaltende Druckgefühle. Dazu komme noch eine bleierne Müdigkeit. Er wolle eigentlich immer nur ins Bett und schlafen. Doch selbst nach 10, 12 oder gar 14 Stunden Schlaf sei er keineswegs erholt.

Oliver entwickelte geradezu einen Lufthunger, hielt es in engen Räumen einfach nicht mehr aus und fühlte sich im Freien noch am wohlsten. Er versuchte, immer tief zu atmen, doch dadurch besserten sich seine Beschwerden auch nicht.

Zentralnervensystem

Durch die beschleunigte Atmung wird die Blut- und Sauerstoffversorgung des Gehirns eingeschränkt und gleichzeitig die Reizverarbeitung im Nervensystem auf vielfältige Weise verändert. Das führt zu komplexen Störungen:

- Einschränkung von Konzentration, Orientierung und Gleichgewicht
- Benommenheits-, „Watte-im-Kopf"- oder „Glaswand"-Gefühle (siehe Seite 102/107)
- Derealisation/Depersonalisation (siehe Seite 106 f.)
- Kopfschmerzen, meist in Form von Kopfdruck
- Verschwommenes Sehen oder „Tunnelblick"

- Hörstörungen, Geräusche werden wie aus weiter Ferne wahrgenommen
- Innere Unruhe
- Ängste und Panikattacken
- Atemnot bis hin zu Erstickungsgefühlen in Räumen mit vielen Menschen und schlechter Lüftung
- Erschöpfungsgefühle, Abgeschlagenheit, Leistungsminderung

Herz-Kreislauf-System
- Schneller oder unregelmäßiger Ruhepuls
- Gefühl von Enge oder Druck im Brustkorb
- Herzstechen

Verdauungsapparat
- Mundtrockenheit
- Schluckstörungen
- Übelkeit
- Blähungen, Darmkrämpfe
- Durchfall und/oder Verstopfung

Periphere Nerven und Gefäße
- Kalte Hände oder Füße
- Taubheitsgefühle, Kribbeln der Finger oder Zehen
- Missempfindungen im Gesicht (ähnlich wie bei einem Schlaganfall)

Ich habe mehrere Patienten gesehen, die mit Verdacht auf Schlaganfall in die Notambulanz eingeliefert worden waren und bei denen sich dieser Verdacht nicht bestätigen ließ. Durch einen Versuch mit Hyperventilation konnten das Taubheitsgefühl und die Missempfindungen dann reproduziert (erneut hervorgerufen) werden. Offenbar reagiert die eine Gehirnhälfte manchmal sensibler als die andere.

Fallgeschichte

Muskelfaszikulieren – zwar lästig, aber gutartig

Die 34-jährige Lara litt unter Muskelzuckungen, die von ihren Beinen ausgegangen waren, nachdem sie eine längere Stressphase durchzustehen hatte. Insbesondere nach körperlicher oder seelischer Belastung nahm dieses Zucken regelmäßig zu. Später zuckten auch die Muskeln ihrer Arme. Selbst in ihrem Gesicht konnte Lara nach einer Weile unwillkürliche Muskelbewegungen feststellen.

Sie gab die Symptome in eine Suchmaschine ein. Das Ergebnis schockierte sie, denn sie stieß auf den Namen einer unheilbaren Nervenerkrankung, der berüchtigten amyotrophen Lateralsklerose (ALS). Sie konsultierte insgesamt drei Neurologen, die ihr versicherten, da sei „nichts". Doch das Zucken in Laras Körper ließ nicht nach und genauso wenig ihre Angst, vielleicht doch unter einer schweren Krankheit zu leiden.

Mehr zum sogenannten gutartigen Faszikulationssyndrom finden Sie unter www.weiss.de/krankheiten/muskelzucken-muskelfaszikulieren/

Bewegungsapparat

- Nächtliche Wadenkrämpfe
- „Faszikulieren" (unregelmäßige und unwillkürliche Bewegungen) kleiner Muskelstränge unter der Haut
- Lidzucken

Körperhaltung

Unsere Atemmuskulatur kommt nie zur Ruhe, und unsere Atemgewohnheiten haben Auswirkungen auf die Spannung von Zwerchfell, Zwischenrippenmuskulatur und Atemhilfsmuskeln.

Folglich kann eine chronische Hyperventilation nach Jahren zu einem Rundrücken führen, der durch eine spezifische Körperhaltung charakterisiert ist: einen in den Nacken gelegten Kopf mit nach vorne gestrecktem Kinn („Schildkrötenhaltung").

Akute Hyperventilation

Die bisher dargestellten Beschwerden der chronischen Hyperventilation treten oft über lange Zeiträume auf – und das mit wechselnder Intensität. Doch sie können auch akut ausgelöst und wie durch einen Zeitraffer zu einer dramatischen Attacke verdichtet sein. Auslöser sind meist akute Ängste, intensive Schmerzen, Schwindelattacken oder andere beunruhigende Faktoren.

Nach einer anfänglichen Atembeschleunigung kommt es bei den Betroffenen zu Herzklopfen, Kribbeln in Händen, Füßen und Gesicht. Darauf folgen Hitzegefühle und eine Zunahme der Muskelspannung, die sich zu Muskelkrämpfen steigert. Dabei verkrampfen sich die Finger und Hände der Patienten in der sogenannten Pfötchenstellung. Ihre Arme versteifen sich in einer Beugehaltung, wohingegen sich die Beine strecken. In extremen Fällen zieht sich auch die Rückenmuskulatur in tetanischen Krämpfen zusammen, die mit denen einer Epilepsie verwechselt werden können.

Spätestens jetzt leiden die Betroffenen unter panischen Ängsten, die bis hin zur Todesangst reichen können, und unter dem Gefühl, qualvoll ersticken zu müssen.

Ein solcher Anfall wirkt auch auf Außenstehende höchst bedrohlich. Meist wird der Notarzt gerufen oder die Patienten gleich in die Notaufnahme eines Krankenhauses gebracht. Doch tatsächlich ist die Symptomatik weit weniger gefährlich als sie aussieht und klingt häufig auch alleine wieder ab.

Wie Sie mittlerweile wissen (siehe Seite 123 ff.), sind Atemnot, Krämpfe und neurologische Störungen auf den Abfall des Kohlendioxids im Blut und die sich daraus ergebenden Konsequenzen zurückzuführen. Dementsprechend verschwindet die Symptomatik durch einfaches Rückatmen nach wenigen Minuten wie von Zauberhand (siehe Seite 148/199). Kalzium-Injektionen, früher häufig gegeben, wirken nicht besser als ein Placebo. Auch eine Beruhigungsspritze ist dank der harmlos und vertraut wirkenden Tüte praktisch immer unnötig.

Diagnose

Wie können Sie nun selbst feststellen, ob Ihre Atmung beschleunigt ist und Ihr Schwindel und Ihre Benommenheit damit zusammenhängen?

Einen ersten Hinweis liefern natürlich die typischen Beschwerden. Wenn Sie unter einigen oder mehreren/vielen der oben dargestellten Beschwerden leiden, spricht das für einen phobischen Schwankschwindel.

Dann können Sie sich nochmals den Fragebogen auf Seite 115 ansehen. Liegen Sie mit Ihrem Ergebnis höher als 25 oder gar 30 Punkte, ist ein Zusammenhang zwischen Ihrer Symptomatik und Ihrer Atmung recht wahrscheinlich.

Als Nächstes empfehle ich Ihnen einen sehr simplen Test: Halten Sie einfach die Luft an und prüfen Sie, wie lange Ihnen das gelingt. Atmen Sie aber zuvor nicht tiefer durch, sondern machen Sie den Test nach einer normalen Ausatmung. Sollten Sie bereits nach weniger als 20–30 Sekunden eine deutliche Atemnot verspüren, dann spricht dies gleichfalls für eine Atemproblematik.

Noch eindeutiger kann ein Hyperventilationsversuch zeigen, ob der Kohlendioxidspiegel in Ihrem Blut gesenkt ist (siehe Seite 116).

Bei seiner medizinischen Untersuchung wird der Arzt auch Hinweise auf die erhöhte Nervenerregbarkeit finden: Die Muskeleigenreflexe sprechen besonders lebhaft an. An den ausgestreckten und gespreizten Finger fällt ein gesteigertes Zittern („Ruhetremor“) auf. Weitere Zeichen sind kalte Hände oder Füße sowie eine besonders deutliche Hautreaktion auf eine Reizung, beispielsweise mit dem Fingernagel – an der gereizten Stelle bildet sich rasch ein roter Strich.

Ein sicherer Nachweis der Atemproblematik gelingt durch eine Messung des Kohlendioxidgehalts im Blut des Patienten. Sie zählt allerdings nicht zu den Routineuntersuchungen. Dazu gibt es mehrere Verfahren: Einmal lässt sich der Gasgehalt direkt aus einem Tropfen Kapillarblut (z. B. aus dem Ohrläppchen) bestimmen. (Das muss aber unmittelbar nach der Blutentnahme geschehen, denn Kohlendioxid verflüchtigt sich sehr schnell.) Bei einem zweiten Test misst der Arzt mithilfe eines Kapnometers das Kohlendioxid in der Ausatemluft des Patienten und kann daraus den Blutwert auf indirektem Weg ermitteln („Atemgasanalyse“). Die meisten „normalen“ Arztpraxen sind jedoch nicht mit solchen Geräten ausgestattet.

Therapiemöglichkeiten

Psychotherapie

Jeder Schwindel jagt Angst ein, da dem betroffenen Menschen eine zentrale Grundorientierung verloren geht. Beim phobischen (angstbezogenen) Schwankschwindel ist die Angst sogar Teil der Krankheitsbezeichnung. Doch die Angst allein verursacht noch keine Störung des Gleichgewichts. Erst wenn es bei dem Patienten neben einer verstärkten Selbstbeobachtung auch zu einer Beschleunigung der Atmung kommt, führt das zu den weiteren körperlichen Folgen wie Herzrasen, Missempfindungen und eben Schwindel. Diese Beschwerden verstärken dann ihrerseits die Angst des Betroffenen, und so kann leicht ein Teufelskreis entstehen.

Was also liegt näher, als die Angst zu bekämpfen, um auf diese Weise den Schwindel zu reduzieren? Tatsächlich spielt die Verminderung der Angst bei der Therapie jedes Schwindels und insbesondere bei der Behandlung des phobischen Schwankschwindels eine sehr große Rolle.

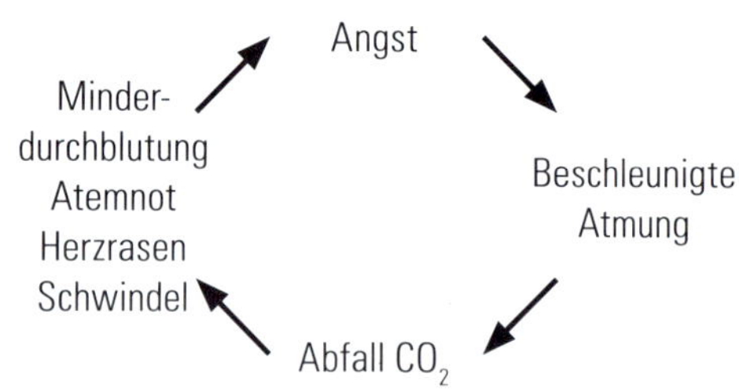

Abb. 24: Der Teufelskreis aus Schwindel, Angst, einer beschleunigten Atmung, dem Kohlendioxid-Abfall im Blut und den daraus resultierenden weiteren Beschwerden

Einen ersten, sehr wichtigen Schritt haben Sie bereits getan! Sie haben sich informiert. Allein das Wissen über die Entstehung der zahlreichen

Symptome kann Ihnen hilfreich sein. Sobald Sie erkannt haben, dass hinter Ihrer Benommenheit keine schwere Gehirn- oder Geisteskrankheit lauert, lässt Ihre Angst vermutlich schon etwas nach. Manchmal beruhigt sich dadurch auch die Atmung ein wenig. Einige Patienten berichteten mir, sie hätten bereits am Ende der Diagnostik eine gewisse Besserung ihres Schwindels verspürt.

Als Nächstes können Sie eine Entspannungstechnik erlernen. Das kann eine meditative Technik, progressive Muskelentspannung, autogenes Training oder ein ähnliches Verfahren sein. Dazu werden Kurse angeboten (beispielsweise von den Volkshochschulen). Wenn Sie jeden Tag einige Minuten üben, kann das schon einen Teil zu Ihrer inneren Ausgeglichenheit beitragen. Die Anleitung für ein einfaches Entspannungsverfahren können Sie sich auch von unserer Internetseite herunterladen (www.weiss.de/).

Sehr häufig wird den Patienten mit phobischem Schwankschwindel eine Psychotherapie empfohlen. Natürlich ist es sinnvoll, wenn Sie die Hintergründe Ihrer Ängste und Depressionen besser verstehen. Im Gespräch mit dem Psychotherapeuten treten Ihre eigenen Reaktionen, Befürchtungen und Verletzlichkeiten zutage und werden dadurch für Sie selbst nachvollziehbar. Was war in der Kindheit schwierig? Was hat Sie da geängstigt? Unter welchen Spannungen und Konflikten litten Ihre Eltern? Was für Belastungen bestanden in Ihrem eigenen Leben während der letzten Monate oder Jahre? Kam es zu Überforderungen im Beruf oder in der Familie? Solche und ähnliche Fragen können im Rahmen einer Psychotherapie auftauchen und dort auch bearbeitet werden.

Somit ist eine Psychotherapie in vielerlei Hinsicht nützlich und kann den Schwindel-Patienten zu einer größeren inneren Gelassenheit verhelfen. Sucht ein Betroffener wegen seiner Benommenheit und der anderen Beschwerden jedoch ausschließlich bei einem Seelenexperten Rat und Hilfe, wird er möglicherweise eine Enttäuschung erleben. Nach den Ergebnissen der wenigen vorhandenen Studien und unserer eigenen Erfahrung kann eine Psychotherapie alleine kaum zur Beschwerdefreiheit führen (siehe auch S. Seite 104): Als Begleitung zu einer Übungs- und Atemtherapie kann eine psychotherapeutische Behandlung jedoch überaus sinnvoll sein.

Etwas vereinfacht ausgedrückt lässt sich Folgendes sagen: Wenn Sie sich in einer angespannten oder gar spannungsgeladenen Lebenssituation, in einer schwierigen Partnerschaft befinden oder mit einem belastenden Konflikt am Arbeitsplatz klarkommen müssen, dann ist eine Psychotherapie für Sie sicherlich empfehlenswert. Das gilt auch, wenn Sie unter schmerzlichen Kindheitserlebnissen oder anderen Lebenserfahrungen leiden, die Sie bis heute nicht loslassen.

Sind jedoch solche Konflikte nicht zu erkennen und ist in den Gesprächen mit einem Psychotherapeuten auch kein Zusammenhang mit dem Schwindel herstellbar, macht eine längerfristige Psychotherapie zur Behandlung des Schwindels wenig Sinn. In solchen Fällen können sich die Beschwerden sogar verschlimmern, weil die Aufmerksamkeit des Betroffenen immer wieder auf den Schwindel gerichtet wird, den er jedoch eigentlich am besten ausblenden sollte (siehe Seite 134 ff.).

Medikamente

Die Einnahme der üblichen Anti-Schwindelmedikamente (siehe Seite 139) ist beim phobischen Schwankschwindel nicht angesagt!

Beruhigungsmittel (Benzodiazepine, wie Valium, Tavor®, Lexotanil®, Zopiclon, Zolpidem) dämpfen die Angst zwar durchaus wirkungsvoll und führen auf diese Weise manchmal zu einem Nachlassen des Schwindels. Allerdings „bezahlen“ die Patienten für diese positive Wirkung mit negativen Nebenwirkungen. Denn solche Präparate dämpfen nicht nur die Angst, sondern das gesamte Zentralnervensystem und damit eben auch die Gleichgewichtsregulation. Zudem behindern sie das Erlernen neuer Bewegungsmuster. Nur bei ausgeprägter Angst ist eine kurzfristige Einnahme eines solchen Mittels für wenige Tage sinnvoll. Manche Patienten tragen eine einzige Tablette im Portemonnaie bei sich – ohne sie zu schlucken. Allein das Wissen, sich im Notfall helfen zu können, verschafft ihnen eine gewisse Entspannung. Beruhigungsmittel sind jedoch auf keinen Fall zur Dauereinnahme geeignet – nicht zuletzt wegen ihres hohen Abhängigkeitspotenzials!

Antidepressiva bieten eine weitere Therapiemöglichkeit. Aber auch hier dürfen Sie keine Wunder erwarten! Die Präparate wirken nicht nur gegen Depressionen. Sie können auch die Schlafqualität verbessern und entspannend wirken, ohne abhängig zu machen. Wir empfehlen meist Amitriptylin in sehr (!) niedriger Dosis. Selbstverständlich muss eine medikamentöse Therapie immer mit dem behandelnden Arzt abgesprochen werden.

Übungsbehandlungen

Da der phobische Schwankschwindel in aller Regel mit einer Veränderung und einer Beschleunigung der Atmung einhergeht, steht die Normalisierung der Atmung im Zentrum der erforderlichen Therapiemaßnahmen. Wie Sie inzwischen wissen, geht es bei diesen Therapiemaßnahmen um die Anhebung des abgesenkten Kohlendioxidwerts im Blut des Patienten. Allerdings können die Betroffenen ihren CO_2-Wert im Alltag kaum selbst bestimmen, da die entsprechenden Messgeräte (Kapnometer) für den Hausgebrauch normalerweise zu teuer sind.

Folgende Vorgehensweisen haben sich therapeutisch bewährt:

- Atemfrequenz reduzieren
- Ausatemphase verlängern
- Pause zwischen den Atemzügen verlängern
- Atemmuster verändern – mehr Bauchatmung statt Brustatmung
- Nasenatmung fördern, Mundatmung verringern

Wie das praktisch geht und wie Sie selbst dies erlernen können, erfahren Sie im Übungsteil ab Seite 183 ff.

In den meisten Fällen ergänzend notwendig sind auch Übungen, mit denen die Patienten ihre übersensible Wahrnehmung und ihre – dadurch ausgelöst – gesteigerte Gegenregulation wieder neu justieren und normalisieren können. Ausgehend von einfachen Gleichgewichtsübungen wird das adäquate Zusammenspiel von Augen-, Kopf- und Körperbewegungen systematisch trainiert. Hierfür finden Sie ab Seite 146 ein stufenförmiges Trainingsprogramm.

Zusammenfassung

Der phobische Schwankschwindel ist die bei Menschen im jüngeren und mittleren Lebensalter am häufigsten auftretende Art des Schwindels. Seine Hauptsymptomatik besteht in einem Gefühl der Benommenheit, das Betroffene oft mit den Worten „ich fühle mich wie betrunken“ oder „ich fühle mich wie in Watte gepackt“ beschreiben.

Das Beschwerdebild wird meist zunehmend komplexer. Zu der Benommenheit kommen innere Unruhe, Schlafstörungen, Reizempfindlichkeit, Beklemmungsgefühle, Herzklopfen, Ängste, Rückzugstendenzen, Leistungsminderung und Erschöpfung hinzu. Die Beschwerden verschlechtern sich in der Regel unter Stress und auch in engen, schlecht gelüfteten Räumen mit vielen Menschen. Ein krankhafter organischer Befund liegt nicht vor, was oft erst nach umfangreichen Untersuchungen feststeht.

Ursächlich ist neben einer vermehrten Selbstbeobachtung des betroffenen Menschen vor allem eine unbewusste Veränderung seiner Atmung, die einen Abfall des Kohlendioxidspiegels im Blut herbeiführt. Dieser CO_2-Abfall löst komplexe biochemische Reaktionen aus, wodurch die Durchblutung, die Sauerstoffversorgung und die Nervenfunktionen des Patienten beeinträchtigt werden.

Die Therapie besteht in einer Überwindung der Angst, im Training des Gleichgewichtssinns und einer Normalisierung der Atmung durch entsprechende gezielte Übungen (siehe Seite 146 ff. und Seite 183 ff.).

Mischbilder: organischer Schwindel in Kombination mit funktionellem Schwindel

In diesem Buch habe ich zuerst organisch bedingte und im Anschluss daran funktionelle Störungen des Gleichgewichts dargestellt. Tatsächlich treten diese beiden Arten von Schwindel in der Praxis häufiger in Kombination miteinander auf, als man vielleicht vermuten würde.

Beim größeren Teil aller Patienten mit einer organischen Schwindelerkrankung entwickelt sich infolge ihrer starken Verunsicherung im weiteren Verlauf ein zusätzlicher psychosomatischer Schwindel („sekundärer somatoformer Schwindel"). Am häufigsten geschieht dies nach vestibulärer Migräne, Morbus Menière, Neuritis vestibularis oder gutartigem Lagerungsschwindel.

In Verbindung mit der jeweiligen Ausgangsproblematik führt dies zu verwirrend komplexen Erscheinungsbildern bei der Symptomatik. Dann ist neben den eventuell spezifischen Behandlungsmaßnahmen auch das allgemeine Training für Gleichgewicht und Atemregulation therapeutisch notwendig.

Medikamentöse Schwindeltherapie

Gegen Schmerzen helfen Schmerzmittel, gegen Allergien gibt es wirksame Antiallergika, und gegen hohen Blutdruck können Sie mit blutdrucksenkenden Medikamenten angehen. Aber helfen Anti-Schwindelmittel („Antivertiginosa") in gleicher Weise gegen Schwindel?

Leider nein! Es existiert kein einziges Mittel, das den Schwindel selbst bekämpfen kann und das Gleichgewicht verbessert! Die sogenannten Anti-Schwindelpräparate versuchen, einzelne Begleiterscheinungen des Schwindels (wie Übelkeit, Erbrechen und Angst) zu vermindern. Praktisch alle

„Anti-Schwindelmittel" sind Präparate, die zentral dämpfen und auch sonst gegen Übelkeit, Erbrechen, Angst und Unruhe eingesetzt werden. Es gibt also kein Präparat, das Sie einfach schlucken können und dadurch den ganzen Tag völlig im Lot sind.

Wenn Schwindel mit heftiger Übelkeit, Erbrechen und/oder Angstattacken einhergeht, kann der Einsatz der Präparate kurzfristig (das heißt, wenige Tage!) notwendig und sinnvoll sein. Als Dauermedikation sind sie ungeeignet! Denn bei einer „Dauerdämpfung" des Patienten wird auch dessen Fähigkeit zur Gleichgewichtsregulation eingeschläfert, was die eigentliche Problematik verstärken kann. Darüber hinaus wird es Ihnen das therapeutische Training erschweren, wenn Sie mit benebeltem Gehirn darangehen. Sie würden doch vor dem Vokabellernen auch kein Schlafmittel schlucken!

An erster Stelle dieser Substanzklasse muss Diphenhydramin (Handelsnamen: Emesan®, Betadorm®, Dolestan® u. a.) genannt werden. Es ist ein Mittel gegen Allergien, das auch als Schlafmittel sowie gegen Übelkeit und Reisekrankheit eingesetzt wird. Wundern Sie sich also nicht, falls Sie nach der Einnahme gerne ein Nickerchen machen würden. Wenn Sie den Beipackzettel des jeweiligen Medikaments genau studieren, werden Sie vielleicht ein bisschen irritiert sein, denn zu den dort genannten „häufigen" Nebenwirkungen zählen Übelkeit, Benommenheit und Schwindel! Damit wird nochmals deutlich, warum der Wirkstoff nicht als Dauermedikation geeignet ist. Trotz dieser Einschränkungen ist Diphenhydramin bei akutem Schwindel mit Übelkeit für kurze Zeit (!) vermutlich die beste Wahl.

Um die Müdigkeit infolge der Diphenhydramin-Einnahme zu reduzieren, wird es auch in Kombination mit Chlortheophyllin angeboten. Diese Substanz wirkt anregend und wird sonst als Mittel gegen Asthma eingesetzt (Handelsname Vomex®, Vertigo-Vomex®, Reisegold®, Emedyl® u. a.). Die Sinnhaftigkeit dieser festen Verbindung, die dann „Dimenhydrinat" genannt wird, ist jedoch umstritten. Insbesondere deshalb, weil Theophyllin abhängig machen kann – wie ein Aufputschmittel. Auch hier findet sich im Beipackzettel unter „Nebenwirkungen“ der Hinweis auf „sehr häufig“ auftretenden Schwindel sowie Benommenheit und Übelkeit.

Die oben beschriebene Kombination von Diphenhydramin und Chlortheophyllin gibt es auch noch in Form einer Dreierkombination, in die zusätzlich das Antiallergikum Cinnarizin (z. B. Arlevert®) „eingebaut“ wurde. Ob diese Mischung sinnvoll ist, wird gleichfalls kontrovers diskutiert.

Betahistin (Handelsnamen: Aequamen®, Vasomotal® u. a.), ein weiteres Antihistaminikum, ist in Deutschland zur Therapie des Schwindels bei Morbus Menière (siehe Seite 44) zugelassen. In einer Aufsehen erregenden Studie konnte jedoch gezeigt werden, dass sich die Wirkung des Präparats bei Morbus Menière nicht von der eines Placebos unterschied.

Gegen Reisekrankheit wird auch Scopolamin als Pflaster angeboten. Zu dessen Wirksamkeit gibt es nur kleine Studien mit einer geringen Teilnehmerzahl. Auch Sulpirid, ein Mittel gegen Psychosen und Depressionen, ist bei Schwindel nicht empfehlenswert.

Eine Reihe weiterer Präparate (z. B. Ginkgo biloba, Pentoxifyllin, Dextrane) wurde früher häufig und wird heute noch gelegentlich eingesetzt. Sie sollen angeblich die Durchblutung des Gehirns fördern. Diese Wirkung wird heute bezweifelt. Genauso wenig sinnvoll sind Nervenblockaden mithilfe lokaler Betäubungsmittel.

Chemische Präparate helfen bei Schwindel also nur sehr begrenzt, und ihre Wirkung ist insgesamt wohl eher enttäuschend. Doch wie sieht es in der Apotheke von Mutter Natur aus? Gibt es hier vielleicht geheimnisvolle Wirkstoffe, die erreichen, was der modernen Pharmakologie versagt bleibt?

Die Antwort ist eindeutig. Eine Pflanze steht ganz im Vordergrund - Ingwer!

Natürlich gelingt es auch dieser Wurzel nicht, das Gleichgewicht selbst zu verbessern. Sie kann aber eine der unangenehmsten Folgen des Schwindels, die Übelkeit, recht wirksam mindern.

Ingwer wird seit dem Altertum in Küche und Heilkunde eingesetzt. Seit einigen Jahren rückt die Pflanze auch in den Fokus der Wissenschaft. Vor allem die in ihr enthaltenen ätherischen Öle sind von Interesse. Gingerol, Shogaol, Zingiberol und andere entfalten vielfältige Wirkung auf den menschlichen Organismus. Zwar sind Details noch unklar, doch ist ihre Wirkung auf die Serotonin- und Acetylcholinrezeptoren entlang des Magen-Darm-Traktes nachgewiesen. Sie bewirkt eine Entspannung der glatten Muskulatur und eine Verbesserung des Nahrungstransportes. Ebenso werden die Impulse gedämpft, die der Darm beständig an das Gehirn sendet. Auch das trägt vermutlich zu einer Reduktion von Übelkeit oder Brechreiz bei.

Zahlreiche Untersuchungen konnten die Wirksamkeit des Ingwers bei Seekrankheit, Schwangerschaftserbrechen und auch Erbrechen unter Chemotherapie belegen. Daneben entfaltet Ingwer auch eine antientzündliche und antioxydative Wirkung. So kann die Wurzel etwa bei rheumatischen Erkrankungen unterstützend eingesetzt werden.

Wie können Sie also diese „Wunderdroge“ einnehmen, wenn Ihnen aufgrund von Schwindel mehr oder weniger übel ist? Es gibt Ingwer frisch, getrocknet, kandiert, als Tee, Pulver, Kapseln, Tropfen und sogar als Marmelade. Was und wie viel sollten Sie einnehmen? Überraschender Weise ist diese Frage bisher weitgehend unbeantwortet. Es gibt keine eindeutigen Untersuchungen zur optimalen Dosierung und Darreichungsform. Klar ist, dass frischer Ingwer die höchste Konzentration an ätherischen Öle enthält. Dann folgt die getrocknete Wurzel (pro Gewichtseinheit liegt hier der Anteil sogar noch höher) und mit Abstand die weiteren Zubereitungen. Da zumindest einige Inhaltstoffe hitzelabil sind, wird durch Kochen oder Kandieren eine Veränderung der Wirkung zu erwarten sein.

Die nächste Frage betrifft die sinnvolle Menge. Auch das ist letztlich nicht geklärt, doch können Sie davon ausgehen, dass ein Teelöffel frischer Ingwer (etwa 5 g) wirksam und unbedenklich ist. Ob in vernünftigen Mengen gefährliche Nebenwirkungen auftreten, ist sehr unwahrscheinlich, daher kann Ingwer auch während der Schwangerschaft eingenommen werden. Allerdings ist die tägliche Höchstdosis bisher nicht eindeutig festgelegt.

Wenn Sie die segensreiche Wirkung der Pflanze nützen wollen, müssen Sie letztendlich selbst ein wenig experimentieren, was bei Ihnen am besten wirkt. Manche Menschen können Ingwer in Scheiben zu sich nehmen, andere bevorzugen einen Tee oder fügen Ingwer frisch oder getrocknet anderen Speisen zu.

Tipp: Ingwer können Sie leicht selbst trocknen. Schneiden Sie dazu die frische Wurzel in feine Scheiben und legen Sie diese auf Küchenkrepp bei 40° in den Backofen. Kontrollieren Sie gelegentlich, ob der richtige Trocknungsgrad erreicht ist. Meist dauert das einige Stunden. Den getrockneten Ingwer können Sie dann leicht mahlen und anderweitig verwenden.

Ob homöopathische Mittel (z. B. Vertigoheel®) besser dazu in der Lage sind, Schwindel zu dämpfen als Placebos, ist gleichfalls umstritten und aus meiner Sicht zweifelhaft. Entsprechende Studien mit einem Vergleich gegenüber einem Scheinpräparat fehlen.

WICHTIGER HINWEIS

Bitte sprechen Sie vor jeder Einnahme von Medikamenten mit Ihrem Hausarzt, selbst wenn diese rezeptfrei erhältlich sind, da sich unerwünschte Wechselwirkungen mit anderen Arzneiwirkstoffen ergeben könnten.

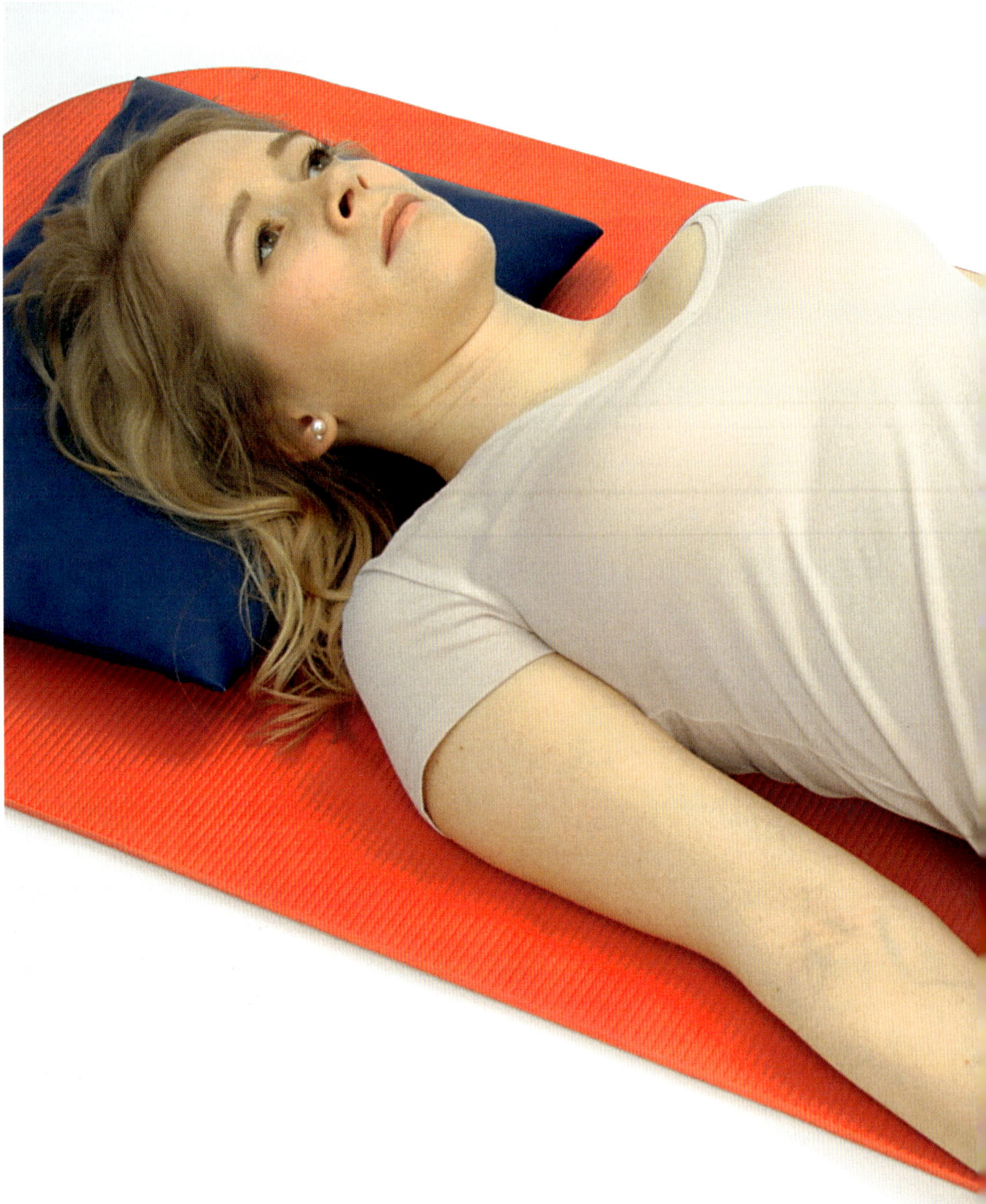

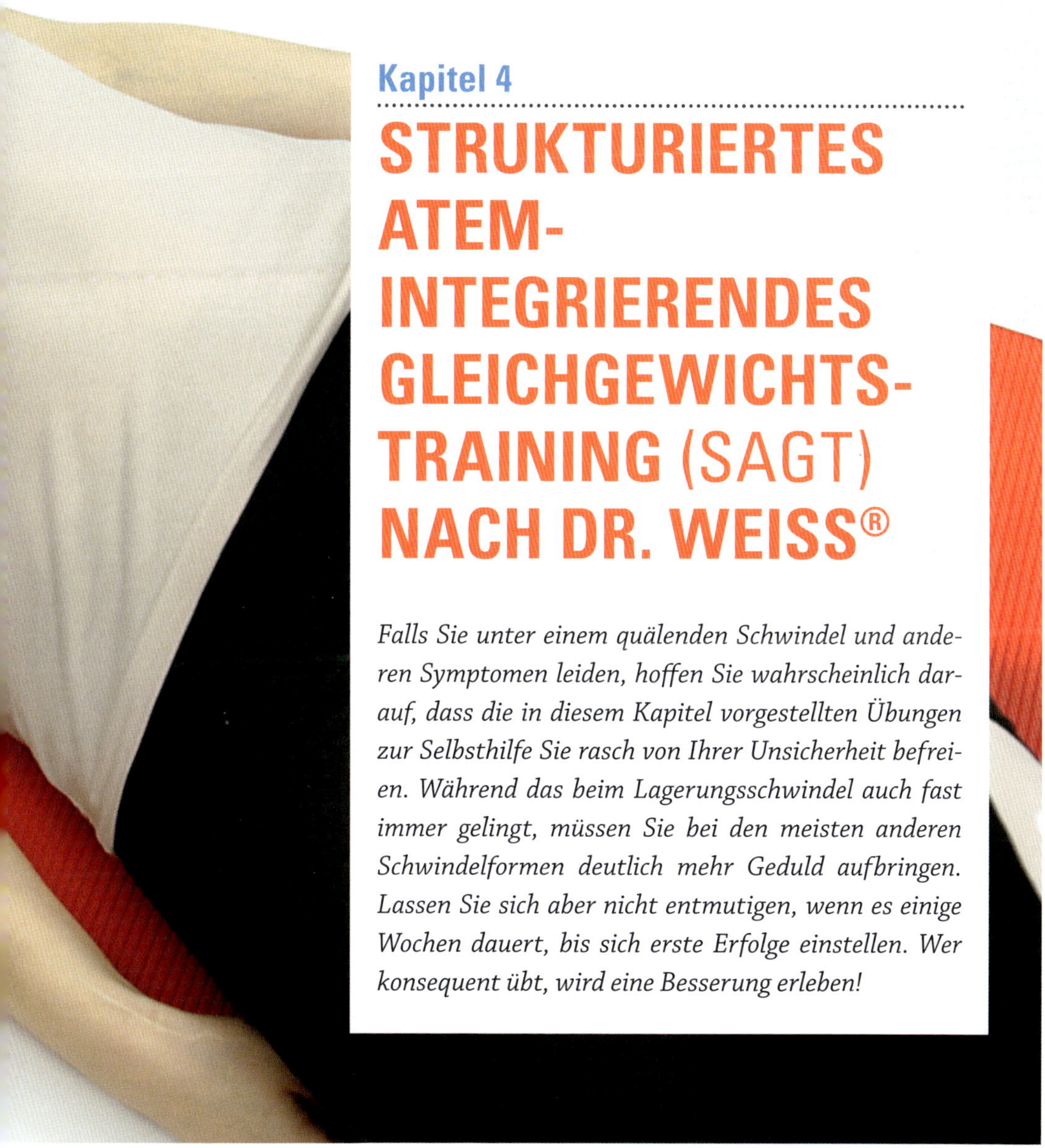

Kapitel 4

STRUKTURIERTES ATEM-INTEGRIERENDES GLEICHGEWICHTS-TRAINING (SAGT) NACH DR. WEISS®

Falls Sie unter einem quälenden Schwindel und anderen Symptomen leiden, hoffen Sie wahrscheinlich darauf, dass die in diesem Kapitel vorgestellten Übungen zur Selbsthilfe Sie rasch von Ihrer Unsicherheit befreien. Während das beim Lagerungsschwindel auch fast immer gelingt, müssen Sie bei den meisten anderen Schwindelformen deutlich mehr Geduld aufbringen. Lassen Sie sich aber nicht entmutigen, wenn es einige Wochen dauert, bis sich erste Erfolge einstellen. Wer konsequent übt, wird eine Besserung erleben!

Vorbemerkung

In den vergangenen Jahren haben wir – mein Praxisteam und ich – uns sehr intensiv mit dem Phänomen „Schwindel", insbesondere mit dem „Schwindel ohne Befund" auseinandergesetzt. Wir konnten bei unseren Anstrengungen erkennen, dass neben einigen bekannten Faktoren (wie etwa erhöhte Anspannung, Ängstlichkeit, verstärkte Selbstbeobachtung) auch die Kohlendioxidkonzentration im Blut der betreffenden Person für dessen Entstehung von zentraler Bedeutung ist.

Basierend auf diesen Erkenntnissen konnten wir ein Übungsprogramm entwickeln, das sich teils aus bewährten, teils aus neuen Übungen zusammensetzt, die nach ihrem jeweiligen Schwierigkeitsgrad angeordnet sind. Wesentlich ist dabei, dass der Schwindel-Patient möglichst immer genau diejenige Übung auswählt, die seinem momentanen Schwindelzustand optimal angepasst ist. Und zu guter Letzt bieten wir eine Methode an, die geschaffen wurde, um die jeweils entstandene Irritation wieder auszugleichen. Dieses Trainingsprogramm trägt den Namen „Strukturiertes atemintegrierendes Gleichgewichts-Training (SAGT) nach Dr. Weiss®". Es setzt sich aus zwei Hauptmodulen zusammen, dem Gleichgewichts- und dem Atemtraining.

Modul 1: Gleichgewichtstraining

Dieses Modul ist nicht auf eine bestimmte Art von Schwindel ausgerichtet, es dient dazu, allgemein Gleichgewichtsregulation und Balance zu fördern. Das bedeutet: Selbst wenn Sie aktuell nicht unter Schwindel leiden, können Sie mithilfe dieses Trainingsprogramms Ihre Stabilität im Alltag verbessern.

Im Folgenden finden Sie systematische Übungen, jeweils nach aufsteigenden Schwierigkeitsgraden geordnet.

Dabei sollten Sie einige einfache Regeln beachten:

- Beginnen Sie grundsätzlich mit den leichten Übungen und steigern Sie den Schwierigkeitsgrad langsam.
- Alle Übungen, die für Sie keine Herausforderung mehr darstellen, brauchen Sie nicht zu wiederholen. Gehen Sie dann zu nächst schwereren Aufgabe über.
- Bewerten Sie vor jeder Übung die Intensität Ihres Schwindels, wobei 10 für „schlimmster je erlebter Schwindel" und 0 für „gar kein Schwindel" steht.
- Bestimmen Sie die Stärke Ihres Schwindels vor jeder Übung und führen Sie die Übung so häufig durch, bis sich die Intensität des Schwindels um nicht mehr als 2 Punkte erhöht.
- Wiederholen Sie dann alle Übungen einige Male.
- Sobald Ihr Schwindel um 2 oder mehr Punkte ansteigt, nehmen Sie eine stabile Körperhaltung ein, atmen Sie ruhig in Ihre Hände und fixieren Sie dabei mit den Augen einen Punkt, den Sie vorher festgelegt haben.
- Daraufhin sollte der Schwindel innerhalb einer Minute wieder auf seinen Ausgangswert zurückgekehrt sein.
- Wenn das doch länger dauert, war die Übung noch zu schwer für Sie, und Sie sollten eine leichtere Übung auswählen.
- Die letzte Übung, die Herausforderungscharakter besitzt, Sie dabei aber nicht überfordert, hat den im Augenblick richtigen Schwierigkeitsgrad. Machen Sie diese Übung häufiger.
- Bei fast allen Übungen soll der Blick auf einen Punkt fixiert und die Augen offen gehalten werden.
- Führen Sie alle Übungen mit geschlossenem Mund durch und vermeiden Sie das Seufzen.
- Nehmen Sie sich für alle Übungen wirklich Zeit und lassen Sie dabei im Hintergrund vielleicht eine beruhigende Musik laufen.
- Kleine Schritte bringen Sie schneller ans Ziel als große.

Tipp: *Alle Gleichgewichts- und Atemübungen gibt es auch als ausführliche Filme innerhalb des Online-Programmes: www.weiss.de/schwindel-ohne-befund*

Vorbereitung und Materialien

Für das Training benötigen Sie keine aufwendige Ausrüstung. Wichtig ist ein etwa handtellergroßer **Fixationspunkt**, worauf Sie Ihre Augen während der jeweiligen Übung gerichtet halten, und der sich in 2–3 Metern Entfernung von Ihrem Standort in Augenhöhe befindet beziehungsweise entsprechend angebracht wurde. Wenn Patienten bei uns üben, benutzen wir häufig Klebepunkte oder bunte Klebezettel. Sie können aber auch eine Tasse, eine Vase, ein kleines Bild oder etwas Ähnliches dazu hernehmen.

Was Sie noch brauchen, sind ein stabiler **Stuhl** oder Hocker und eine **weiche Unterlage**. Dazu können Sie eine zusammengelegte Decke oder ein großes Kissen verwenden. Für einige Übungen benötigen Sie zusätzlich einen **Drehstuhl**.

Wenn Sie sich **Trainingsgeräte** zulegen möchten, dann empfehlen wir Ihnen folgende: Therapiekreisel, Schaumgummi-Unterlage (Balance-Pad oder ähnliches), Gymnastikball (bei mittlerer Körpergröße ca. 65 cm Durchmesser) und ein kleines Trampolin.

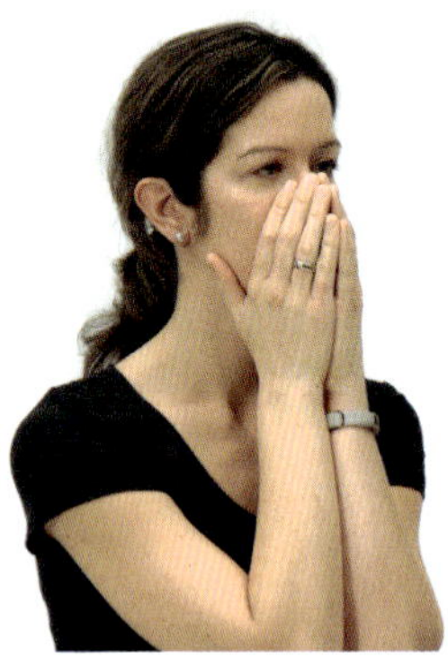

Abb. 25: Nach jeder Übung, die Sie herausfordert, sollten Sie auch immer Ihre Atmung wieder beruhigen. Legen Sie dazu Ihre Hände muschelförmig vor Mund und Nase, atmen Sie dann ruhig, langsam und unhörbar (!) in die geschlossenen Hände hinein.

Ruheposition

Beim Durchführen unseres Gleichgewichtstrainings wird Ihr Schwindel zunehmen, sobald die Übungen einen gewissen Schwierigkeitsgrad überschreiten. Das ist normal und kein Anhaltspunkt für eine Überforderung! Nimmt der Schwindel jedoch deutlich zu (> 2 Punkte auf Ihrer persönlichen Skala) sollten Sie die Irritation, das unangenehme Gefühl, erst einmal wieder besänftigen. Gehen Sie in einem solchen Fall in eine Ruheposition, nehmen Sie dazu mit den Beinen einen stabilen breiten Stand ein und richten Sie Ihre Augen ruhig auf den vorher gewählten Punkt aus.

Schwindel ist fast immer von Angst begleitet. Wie Sie wissen (siehe Seite 102/132 ff.), führt das zu einer Beschleunigung der Atmung, und das kann in einen Teufelskreis mit immer mehr Schwindel und sogar Panikgefühlen führen. Daher sollten Sie nach jeder Übung, die Sie herausfordert, auch gleichzeitig wieder Ihre Atmung beruhigen.

Atmen Sie dazu so flach wie möglich (nicht tief!) in die Hände. Formen Sie dazu aus Ihren Händen erst einmal eine Schale, als wollten Sie Wasser schöpfen. Legen Sie diese „Schale" über Mund und Nase. Atmen Sie dann ruhig, langsam und unhörbar (!) in die geschlossenen Hände hinein. Ihre Schultern hängen währenddessen locker herab. Fixieren Sie dabei weiterhin den vorher festgelegten Punkt. Warten Sie ab, bis der Schwindel nachgelassen hat und nehmen Sie Ihre Hände dann wieder vom Gesicht.

Führen Sie diese **Beruhigungstechnik**, die sogenannte **Rückatmung**, immer dann durch, wenn Ihr Schwindel zunimmt, selbst wenn Sie die jeweilige Übung noch nicht vollständig beendet haben. Warten Sie dann einfach ab, bis Ihr Schwindel nachlässt.

ÜBUNGEN IM LIEGEN

• Legen Sie sich in eine bequeme Position auf den Rücken, etwa auf eine Matte, einen Teppich, eine Couch oder auf ein Bett. Suchen Sie sich einen Punkt an der Decke, den Sie fixieren können, wenn Ihr Schwindel zunimmt. Sie können dazu beispielsweise einen Klebezettel an die Decke heften. Wenn Sie Ihre Beine anstellen, liegen Sie nicht im Hohlkreuz. Der Kopf soll flach liegen, daher das Ganze bitte ohne Kopfkissen.

Übung 1

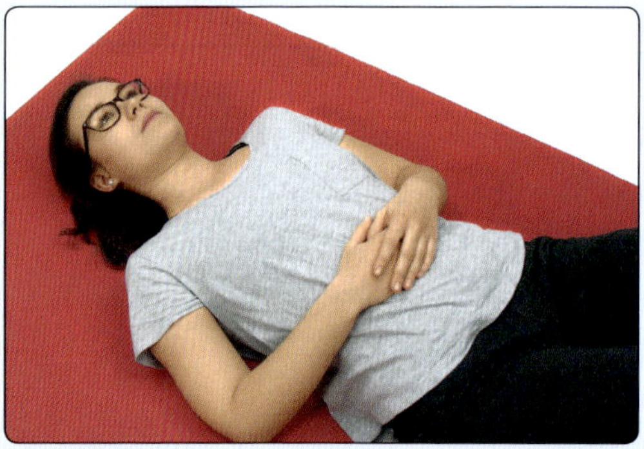

• Beginnen Sie als Erstes mit einer Augenübung: Wenden Sie Ihre Augen einmal nach rechts und einmal nach links, ohne dabei den Kopf zu bewegen. Dann gehen die Augen nach oben und unten und anschließend in die Diagonalen.

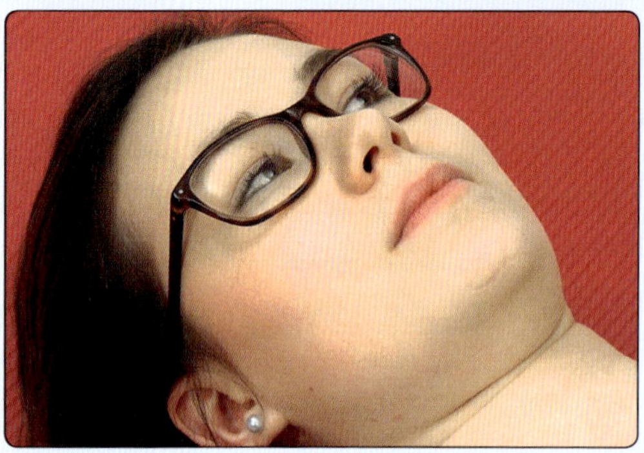

• Wenn der Schwindel zunimmt (> 2 Punkte), legen Sie (wie auf Seite 148 beschrieben) die Hände über Mund und Nase, atmen Sie ruhig und fixieren Sie den vorher festgelegten Punkt. Warten Sie, bis der Schwindel nachlässt. Wiederholen Sie dies einige Male. Wenn das gut geht, lassen Sie die nächste Übung folgen.

Übung 2

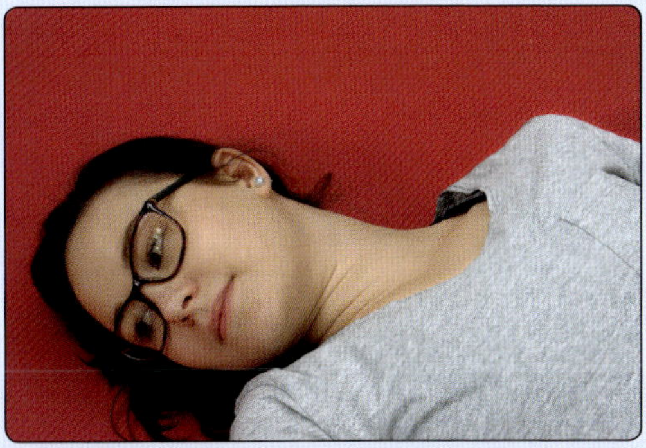

- Drehen Sie Ihre Augen mit dem ganzen Kopf aus der Ausgangsposition nach rechts. Verbleiben Sie in der Position. Wechseln Sie nun die Seiten und drehen Sie Ihren Kopf nach links.

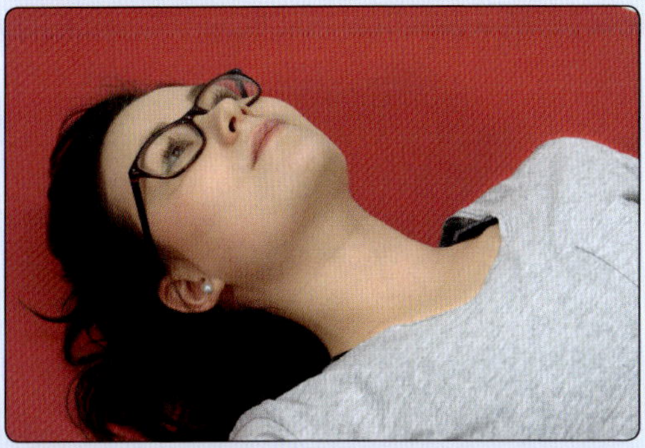

- Gehen Sie jetzt zurück in die Ausgangsposition und heben Sie Ihr Kinn und den Blick leicht an.

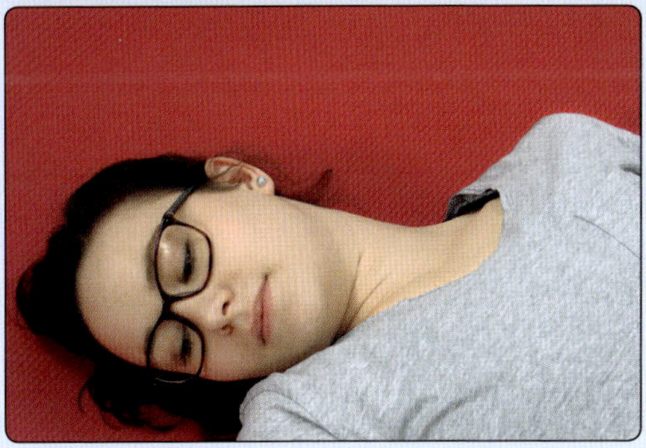

- Legen Sie den Kopf nun auf die Seite, als wollten Sie mit Ihrem Ohr in Richtung Schulter. Wechseln Sie die Seite. Falls es Ihnen schwindlig wird, fixieren Sie wieder den vorher festgelegten Punkt und atmen Sie in Ihre geschlossenen Hände („Rückatmung“, siehe Seite 148). Lassen Sie dabei Ihre Augen möglichst geöffnet. Wiederholen.

- Nun folgen fließende Kopfbewegungen. Wenden Sie Kopf und Augen nach rechts, dann nach links, nach oben, wieder nach rechts, nach links und nach oben. Jetzt eine kleine Pause. Wie geht es Ihnen mit Ihrem Gleichgewicht? Alles in Ordnung? Sonst wieder rückatmen.

Übung 3

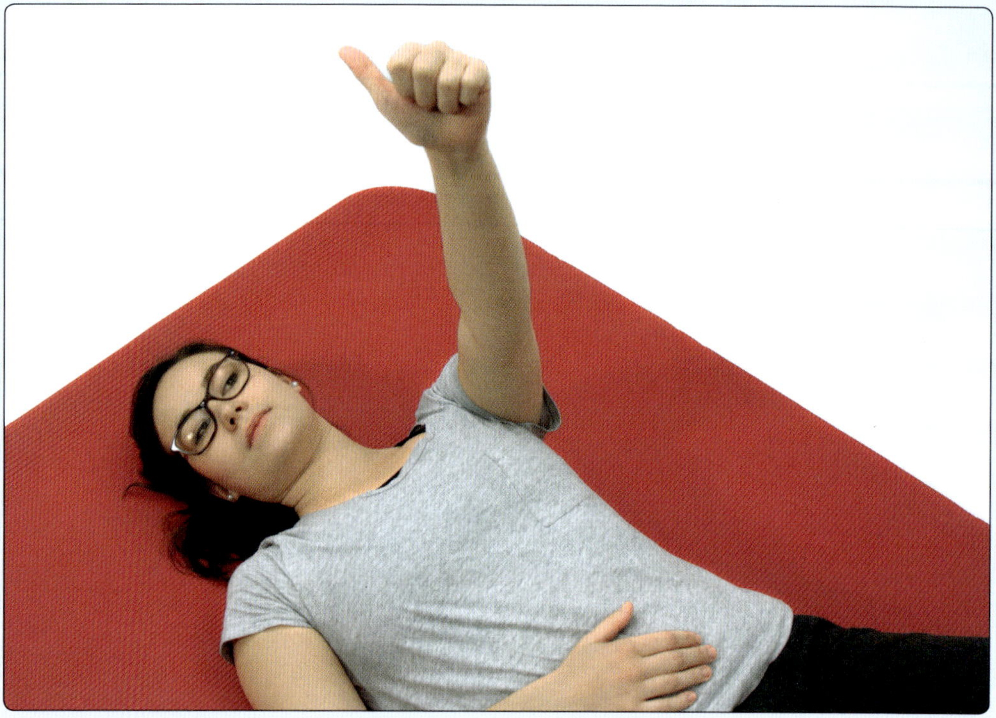

- Strecken Sie einen Arm senkrecht nach oben, machen Sie mit der Hand eine Faust mit „Siegerdaumen“ und fixieren Sie den Daumennagel.
- Nur Ihr Kopf bewegt sich, die Augen ruhen auf dem Daumennagel.
- Bewegen Sie den Kopf nun erneut in alle Richtungen so, als wollten Sie „ja, ja“, „nein, nein“ oder (schräg) „vielleicht, vielleicht“ sagen.
- Am Ende – falls nötig – erneut rückatmen und den Ruhepunkt fixieren.

ÜBUNGEN IM SITZEN

- Nun folgen Grundübungen in einer sitzenden Position. Viele davon können Sie später auch in anderen Körperhaltungen wiederholen.

Übung 4

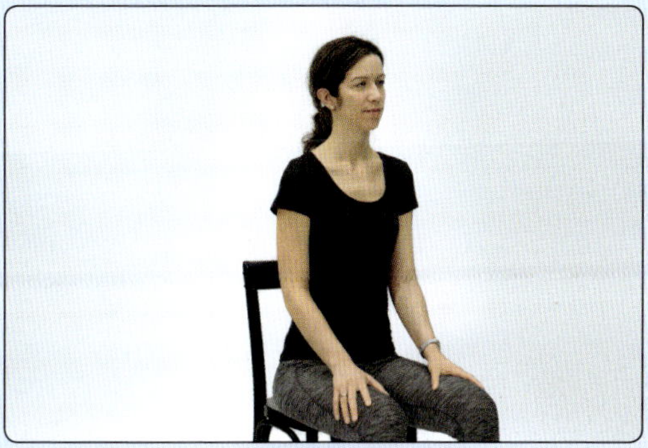

- Setzen Sie sich auf einen stabilen Stuhl oder Hocker, ohne sich anzulehnen. Rutschen Sie etwas in Richtung der vorderen Kante. Suchen Sie sich auch hier wieder einen festen Punkt in etwa 2–3 Metern Entfernung.

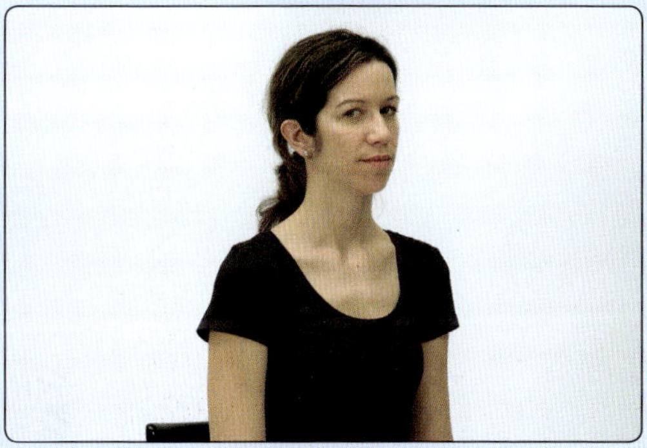

- Bei der ersten Übung bewegen Sie Ihre Augen von dem Punkt weg nach rechts und links und kehren dann mit Ihrem Blick wieder zum Punkt zurück. Der Kopf hält still. Machen Sie dasselbe nach oben und nach unten. Schließlich in der Diagonalen von rechts oben nach links unten sowie in der anderen Diagonalen.

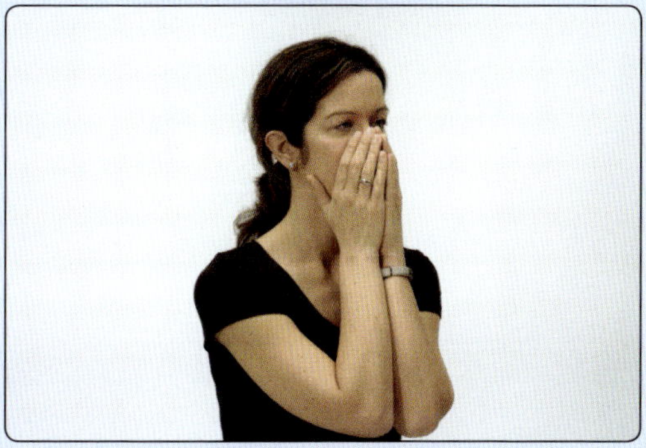

- Nimmt der Schwindel oder Ihre Benommenheit zu, fixieren Sie den Punkt und beginnen Sie mit der Rückatmung. Warten Sie, bis Ihr Schwindel wieder auf seinen Ausgangswert zurückgegangen ist.

Übung 5

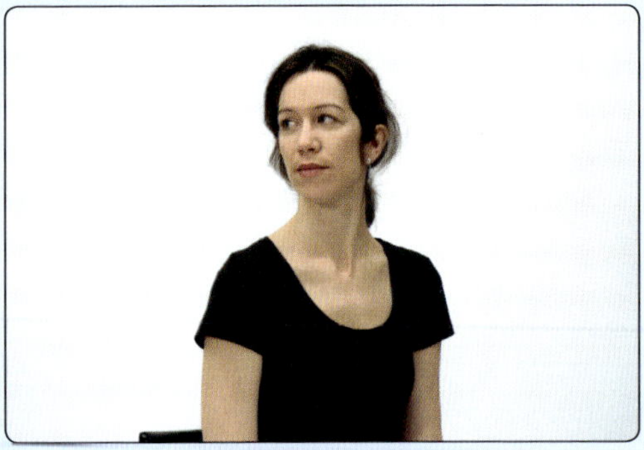

- Wenden Sie Kopf und Augen nach rechts und bleiben Sie in dieser Position. Wechseln Sie die Seite und bleiben Sie einige Sekunden in dieser Haltung.

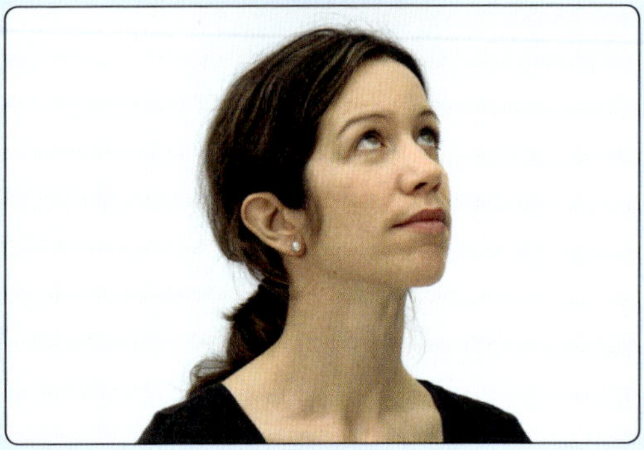

- Das Gleiche nach oben, ohne jedoch den Kopf zu überstrecken. Nur Ihr Kinn geht leicht nach oben und anschließend auch nach unten.

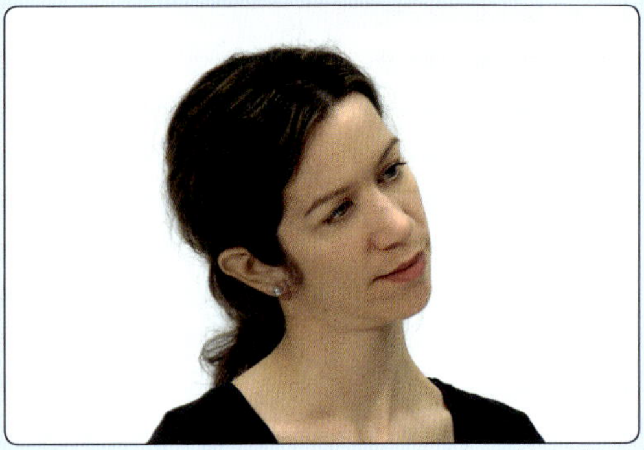

- Jetzt neigen Sie den Kopf zur Seite, als wollten Sie Wasser aus dem Ohr auf die Schulter tropfen lassen. Dasselbe machen Sie auch zur anderen Seite. Falls die Benommenheit oder der Schwindel erneut zunimmt, fixieren Sie Ihren festgelegten Punkt und atmen Sie entspannt in die Hände („Rückatmung“, siehe Seite 148).

Übung 6

- Bewegen Sie bei dieser Übung Ihren Kopf und die Augen flüssig ohne Pause nach rechts und nach links, nach oben und nach unten und vielleicht noch in der Diagonalen in beide Richtungen. Dann bewegen Sie sich nach beiden Seiten so, als wollten Sie Wasser aus Ihren Ohren tropfen lassen. Bei Bedarf rückatmen und den Punkt fixieren.
- Wie immer wählen Sie eine leichtere Übung, wenn der Schwindel zu stark war oder eine schwierigere Übung, wenn Sie nicht viel gespürt haben bzw. gar keine Probleme hatten.

Übung 7

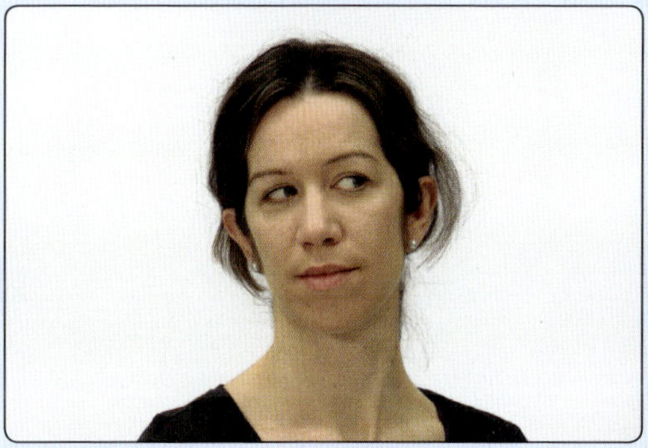

- Bei der nächsten Übung bewegen Sie Kopf und Augen in unterschiedliche Richtungen. Die Augen gehen nach rechts und der Kopf nach links. Und umgekehrt.

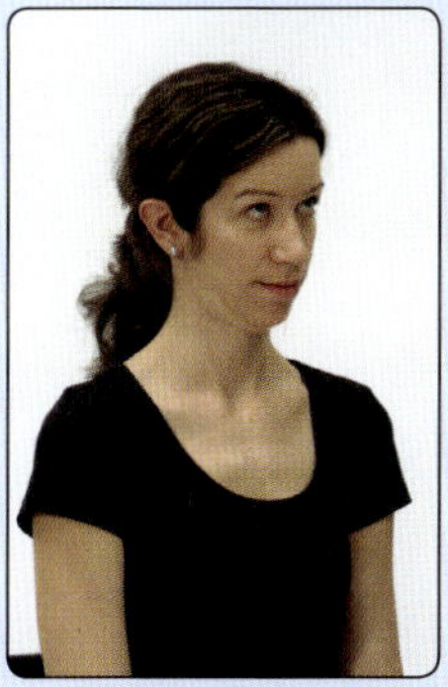

- Dann richten Sie Ihre Augen nach oben und den Kopf nach unten bzw. umgekehrt.

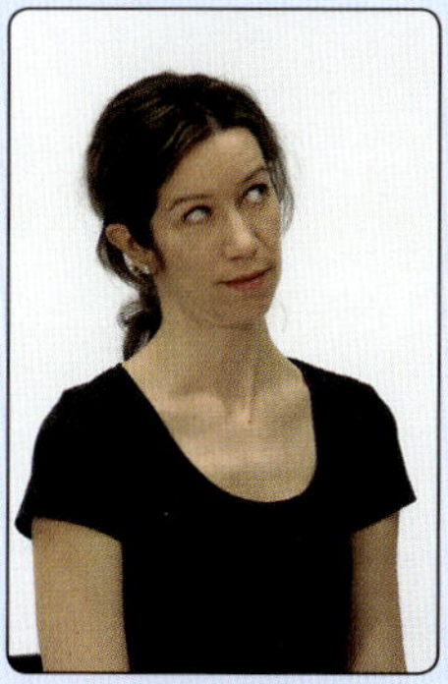

- Das geht auch in der Diagonalen. Am Ende schauen Sie wieder den Ruhepunkt an und machen Sie – falls nötig – die Rückatmungsübung von Seite 148.

Übung 8

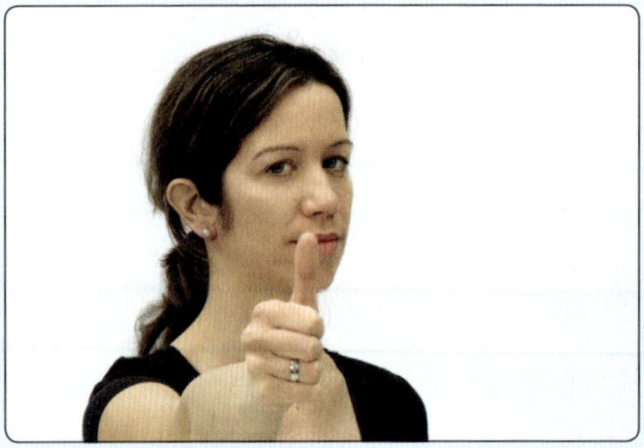

- Nun folgen Daumenübungen. Strecken Sie einen Arm aus, bewegen Sie Ihre Hand mit hochgerecktem Daumen erst nach rechts, dann nach links und behalten Sie dabei den Daumennagel im Visier. Ihr Kopf bleibt dabei geradeaus orientiert.

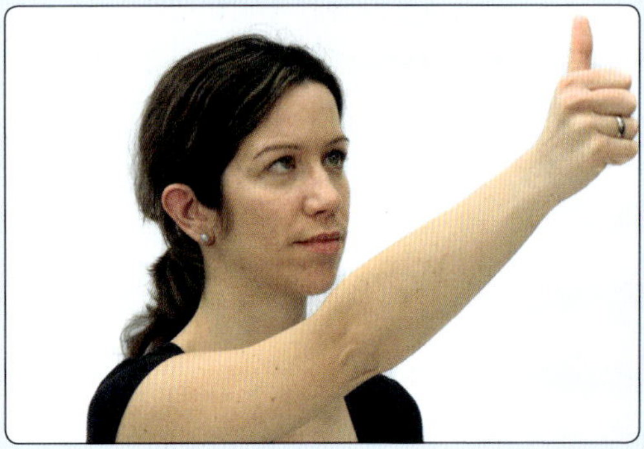

- Der Arm kann auch nach oben und unten zeigen.

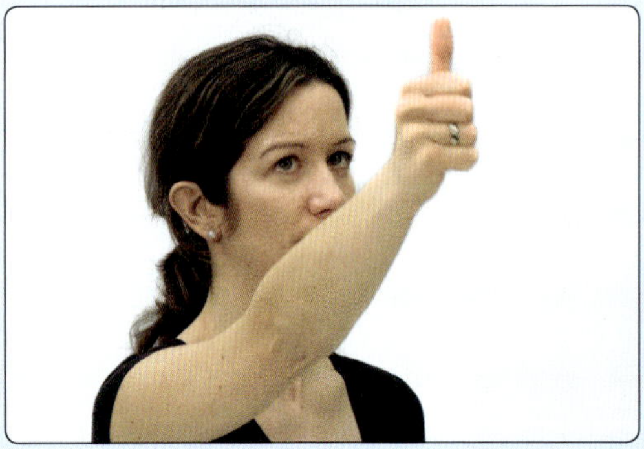

- Genauso geht das in beiden Diagonalen.
- Am Ende formen Sie mit der ausgestreckten Hand eine liegende Acht.
- Ihre Augen verfolgen den Daumennagel, während Sie den Kopf so ruhig wie möglich halten. Falls nötig, praktizieren Sie die Rückatmung und fixieren Sie dabei den festgelegten Ruhepunkt.

Übung 9

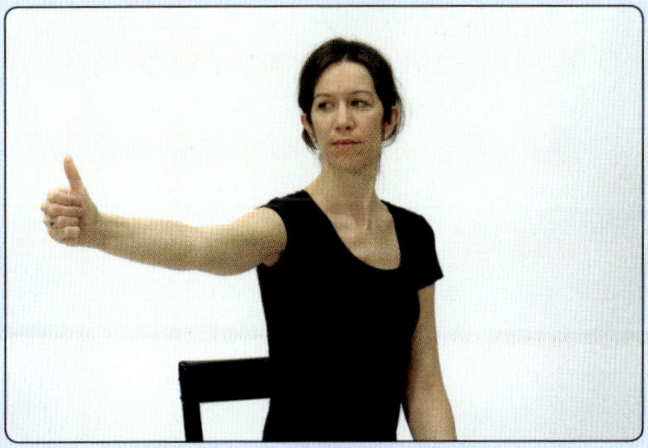

- Nun folgen Daumenübungen mit Kopfdrehung: Sie bewegen den ausgestreckten Arm abwechselnd nach rechts und links und fixieren erneut Ihren Daumen. Dabei folgen Sie der Bewegung mit den Augen und dem ganzen Kopf.

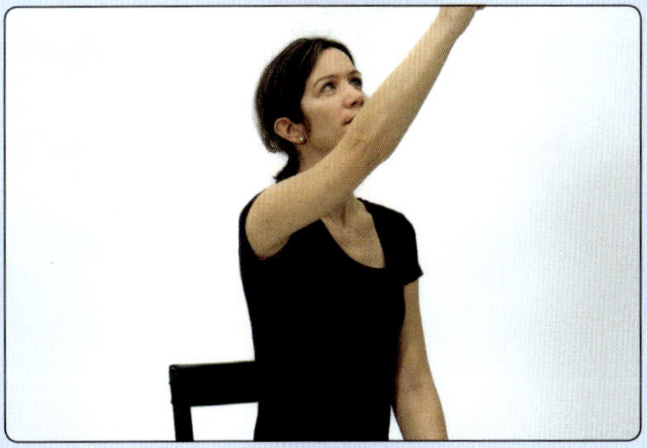

- Diese Bewegung können Sie auch nach oben und nach unten ...

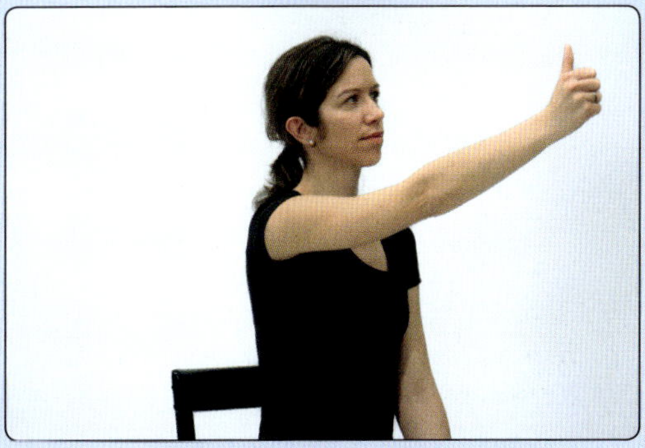

- ... sowie schräg in der Diagonalen oder auch in Form einer liegenden Acht ausführen. Sollte Ihr Schwindel zunehmen, praktizieren Sie wie gewohnt die Rückatmung.

Übung 10

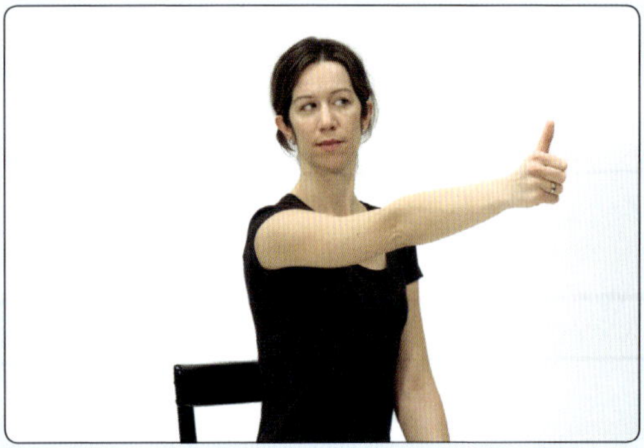

- Strecken Sie einen Arm vor sich, fixieren Sie erneut Ihren ruhig gehaltenen Daumennagel und bewegen dabei den Kopf: links-rechts …

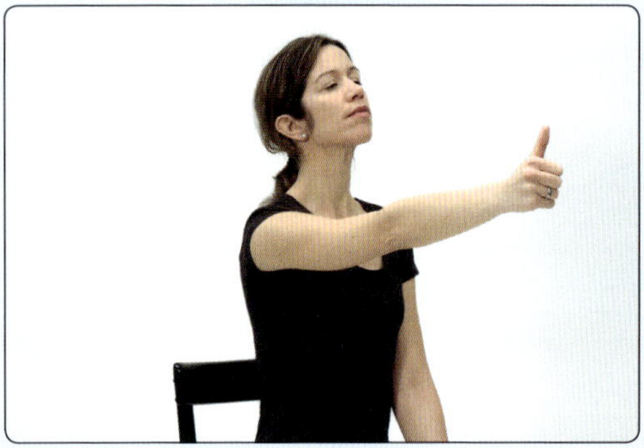

- oben-unten …

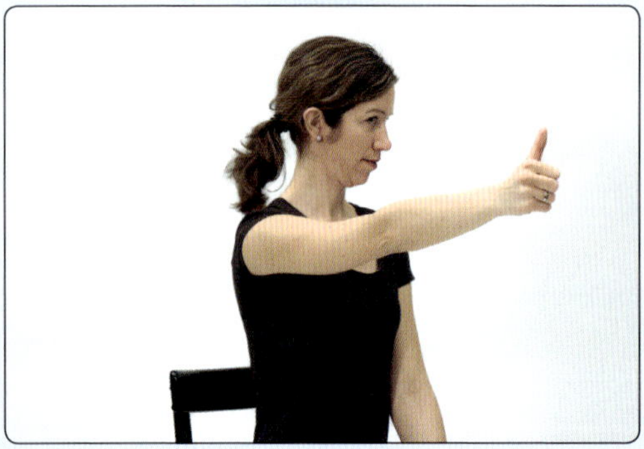

- sowie diagonal.
- Bei einer Zunahme Ihres Schwindels praktizieren Sie wieder die Rückatmung.

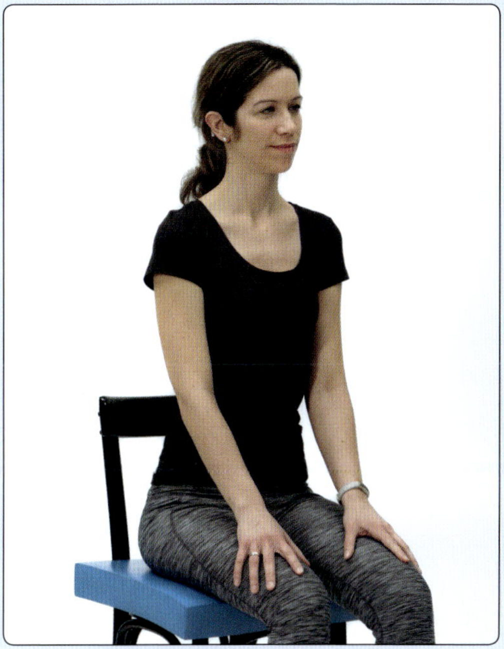

ÜBUNG IM SITZEN AUF EINER WEICHEN UNTERLAGE

- Wenn Sie die bisherigen Übungen gut bewältigt haben, steigern Sie den Schwierigkeitsgrad, indem Sie auf einem mit einer weichen Unterlage ausgestatteten Stuhl Platz nehmen. Das funktioniert mit einer zusammengelegten Decke, einem dicken Couchkissen oder einem Schaumstoffkissen (etwa einem Balance-Pad wie auf unserer Abbildung). Ihre Füße stehen fest auf dem Boden. Wiederholen Sie nun die Basisübungen 4 bis 10 mit dieser zusätzlichen Schwierigkeit.

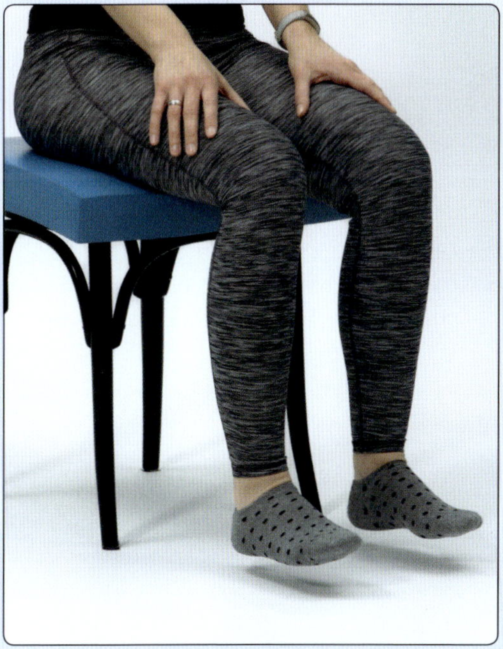

ÜBUNG IM SITZEN MIT ANGEHOBENEN FÜSSEN

- Sie können den Schwierigkeitsgrad Ihrer Übungen noch weiter steigern, indem Sie die Übungen 4 bis 10 nun noch mit angehobenen Füßen durchführen und dabei immer das Gleichgewicht auf dem Stuhl halten. In der Ruheposition stellen Sie die Füße fest und etwas breiter auf den Boden.

WEITERE ÜBUNGEN IM SITZEN

Übung 11

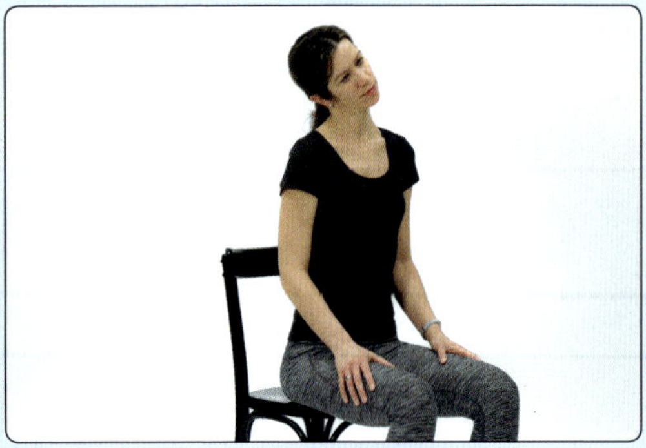

- Neigen Sie nun den Kopf zur Seite, als wollten Sie Wasser aus Ihrem Ohr laufen lassen und bleiben Sie so lange in dieser Position, bis ein möglicherweise auftretender Schwindel wieder nachlässt. Unterstützen Sie das nötigenfalls durch die Rückatmungsübung (siehe Seite 148).

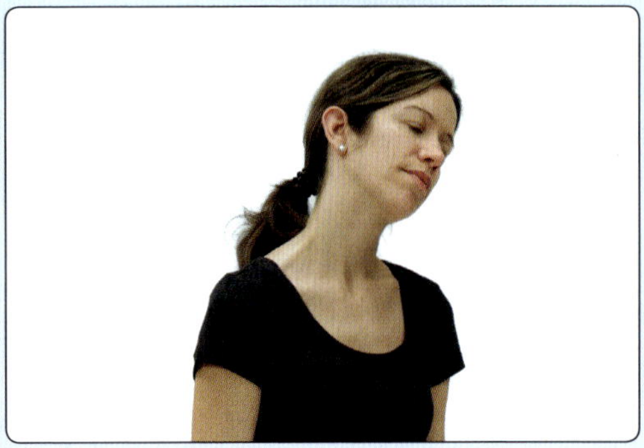

- Wiederholen Sie die Übung mit geschlossenen Augen oder blinzeln Sie bei der Bewegung. Bleiben Sie in der Endposition und warten Sie, bis eventuell auftretender Schwindel wieder geringer wird. Gehen Sie am Ende in die Ausgangsposition. Fixieren Sie den Punkt und praktizieren Sie die Rückatmung.

DREHSTUHLÜBUNGEN

Übung 12

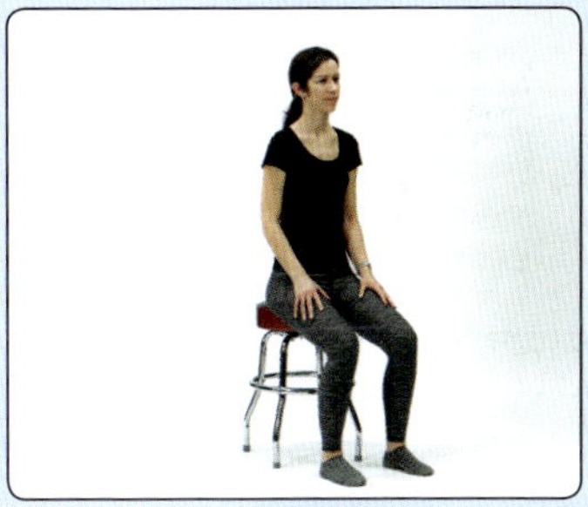

- Sehr effektiv sind Übungen auf einem Dreh- oder Bürostuhl, auf den Sie sich möglichst mittig setzen. Suchen Sie sich bzw. befestigen Sie auch hierfür wieder einen Fixpunkt in Augenhöhe.

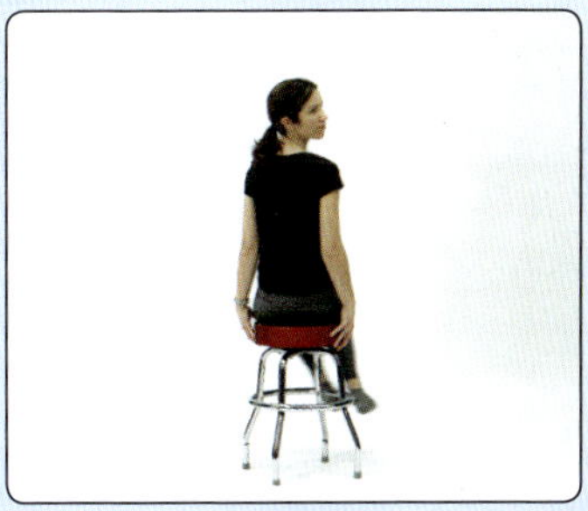

- Drehen Sie sich nun mit dem Stuhl einmal um die eigene Achse, während Ihr Kopf Richtung Fixpunkt zeigt und Ihre Augen so lange wie möglich (!) auf dem Fixpunkt ruhen. Kurz gefasst: Behalten Sie den Punkt weiterhin im Visier, während sich der Stuhl dreht.

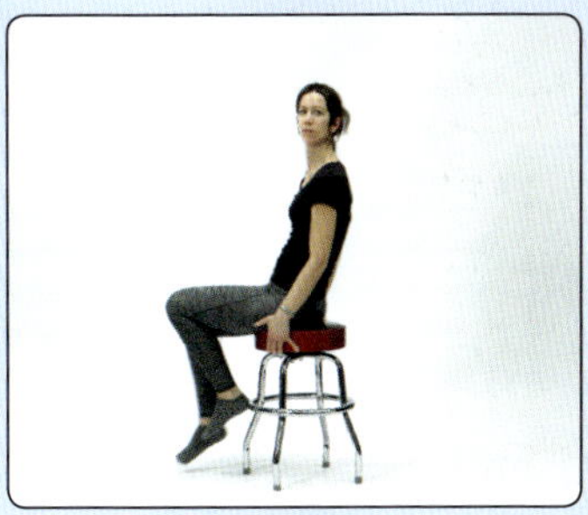

- Wenn das nicht mehr möglich ist, wenden Sie Kopf und Augen schnell (!) zur anderen Seite, um den Punkt wieder mit den Augen erfassen zu können.
- Sie können die Übung auch mit mehreren Drehungen hintereinander durchführen.

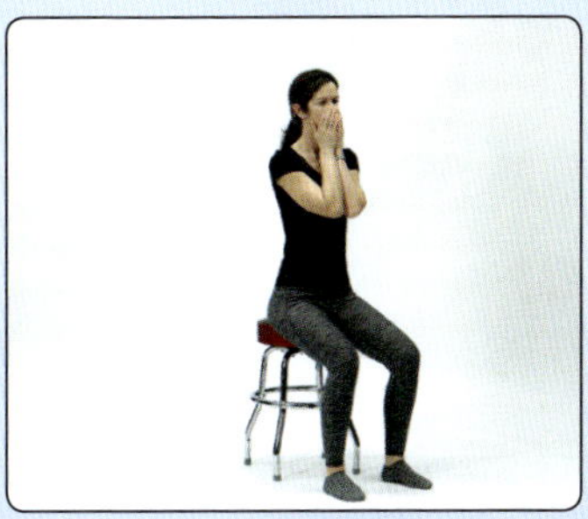

- Am Ende folgt die Rückatmung, der Punkt wird fixiert, und beide Beine suchen einen stabilen Stand auf dem Boden.

Übung 13

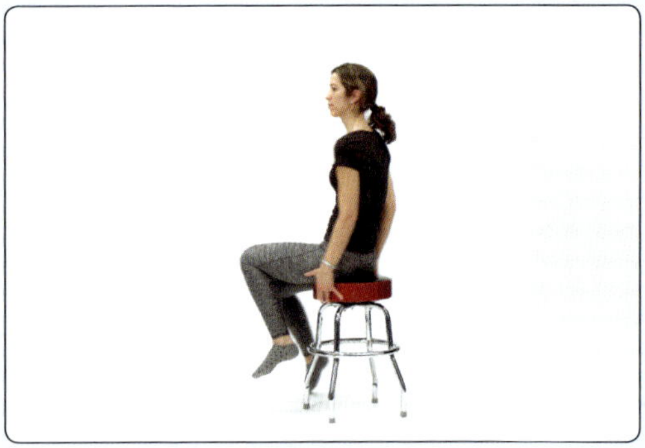

- Nun drehen Sie sich erneut, Ihr Kopf geht mit und bleibt dabei geradeaus gerichtet. Blinzeln Sie während der Drehung. Ihr Blick ruht nur am Anfang und am Ende der Drehung auf dem Fixpunkt. Am Ende machen Sie die Rückatmung.

Übung 14

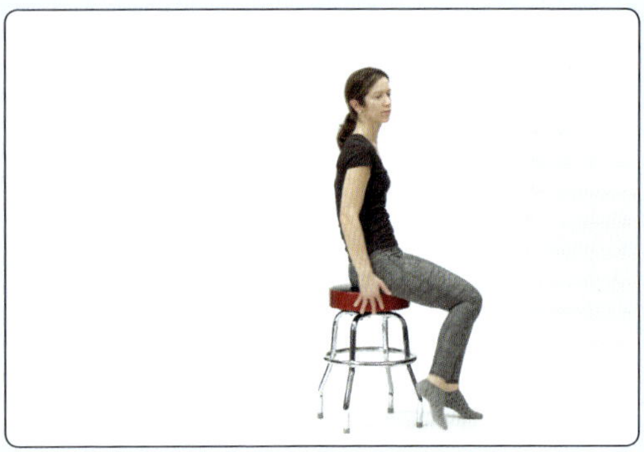

- Drehen Sie sich mit geschlossenen Augen auf dem Stuhl und versuchen Sie, Ihren Kopf und die Augen dennoch möglichst lange auf den nun innerlich vorgestellten Fixpunkt zu richten – wie bei Übung 12.

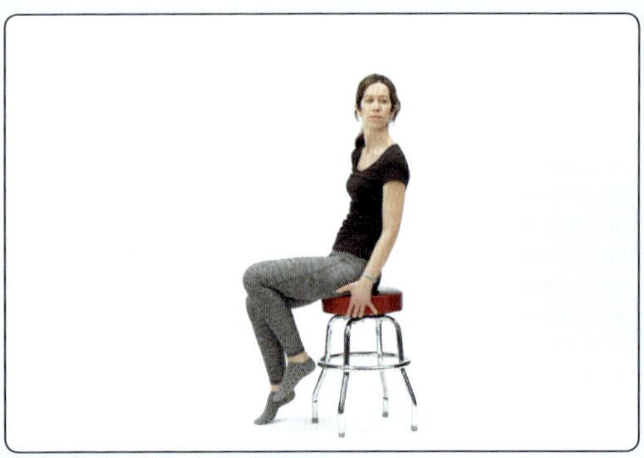

- Wenn Sie die Drehung abgeschlossen haben, öffnen Sie die Augen, suchen Sie den Fixpunkt und atmen Sie in Ihre geschlossenen Hände.

Übung 15

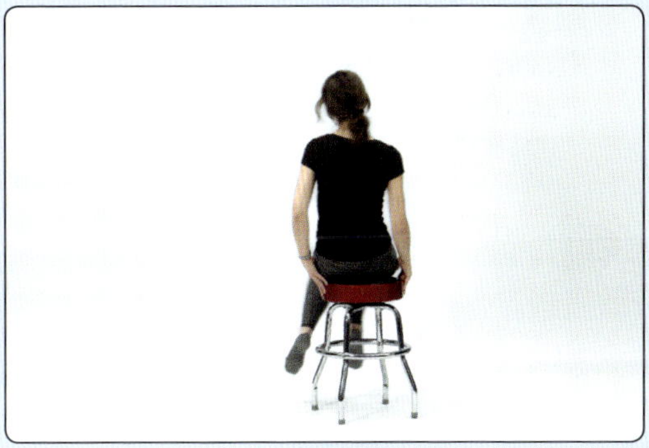

- Sie können sich nun mit verschiedenen Kopfhaltungen ein- oder mehrmals um die eigene Achse drehen. Wechseln Sie dabei auch die Drehrichtung und die Kopfhaltungen.
- Am Ende folgen wieder die Rückatmung und das Fixieren des Punkts.

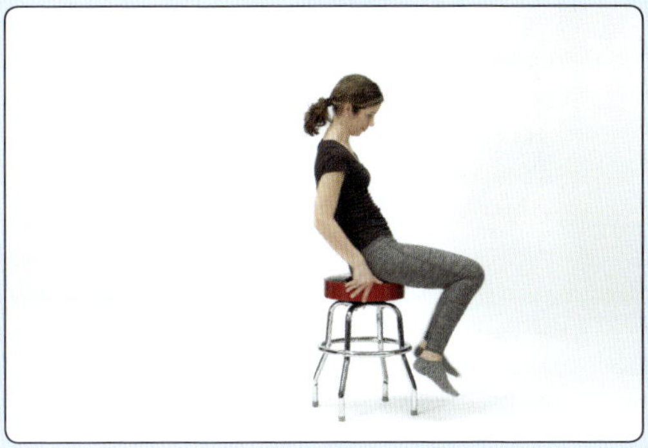

- Diese Übungen können Sie auch mit blinzelnden oder geschlossenen Augen wiederholen. Ebenso können Sie die Drehrichtungen kurz hintereinander wechseln oder Ihren Kopf während der Bewegung leicht neigen.

PARTNERÜBUNGEN

Übung 16

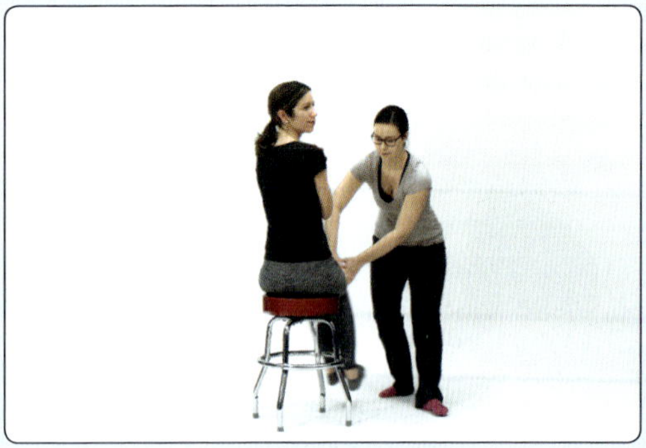

- Es gibt auch sehr wirksame Übungen, die Sie mit einem Partner durchführen können. Diese Übungen sind schwieriger, da Sie nun passiv sind, das heißt, Sie werden bewegt, und somit fehlt Ihnen ein Teil Ihrer Orientierung (siehe Seite 26).
- Setzen Sie sich dazu mittig auf den Drehstuhl, kreuzen Sie Ihre Arme vor der Brust und heben Sie die Füße vom Boden ab. Fixieren Sie mit den Augen so lange wie möglich den Punkt, während Ihr Partner Sie dreht.
- Am Ende stellen Sie Ihre Füße wieder fest auf den Boden, fixieren den festgelegten Punkt und atmen in Ihre geschlossenen Hände.

Übung 17

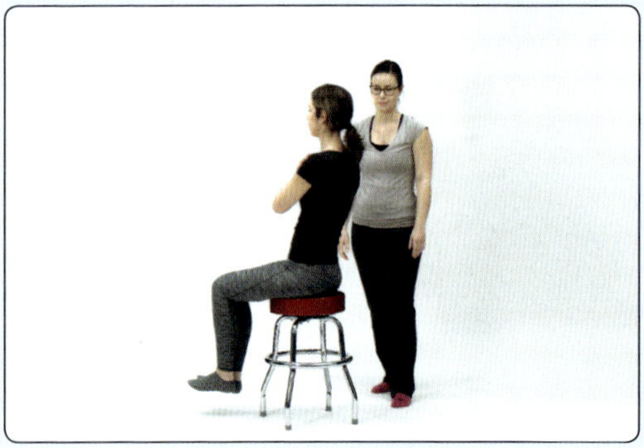

- Bei der nächsten Drehung können Sie Ihren Kopf starr halten und gleichzeitig mit den Augen blinzeln, während der Partner Sie dreht.
- Gleiche Endposition, Füße mit festem Stand auf dem Boden, den Punkt fixieren und ruhig in die geschlossenen Hände atmen.

Übung 18

- Führen Sie die Übung nun mit geschlossenen Augen durch. Dabei stellen Sie sich den Fixpunkt nur vor und versuchen so lange wie möglich, Kopf und Augen in Richtung des Fixpunkts zu belassen. Abschluss der Übung wie immer.

Übung 19

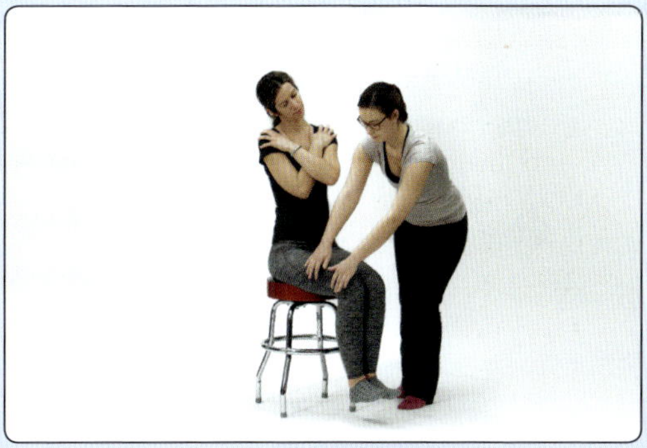

- Sie können die Übung auch mit verschiedenen Kopfhaltungen, mit offenen und geschlossenen Augen wiederholen. Legen Sie den Kopf zur Seite und schließen Sie die Augen, während Ihr Partner Sie dreht. Am Ende fixieren Sie wieder den Punkt, stellen die Füße fest auf den Boden und praktizieren die Rückatmung.
- Das Ganze geht natürlich auch, indem Sie Ihren Kopf zur anderen Seite drehen und/oder mit den Augen blinzeln. Sie können auch gerne die Drehrichtung ändern. Abschluss wie gehabt.

Übung 20

- Sie können auch die Drehrichtungen kurz hintereinander ändern, während Augen und Kopf versuchen, den Punkt zu fixieren. Abschluss wie gehabt.

ÜBUNGEN AUF DEM GYMNASTIKBALL

- Die nächsten Übungen werden auf einem Gymnastikball durchgeführt. Wenn Sie zwischen 1,55 und 1,75 Meter groß sind, dann ist ein Ball mit 65 Zentimetern Durchmesser richtig. Ansonsten besorgen Sie sich einen 10 Zentimeter kleineren beziehungsweise größeren Ball.

Übung 21

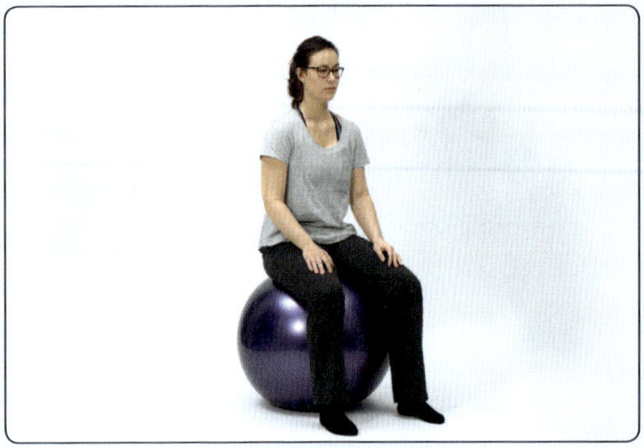

- Wiederholen Sie so die Übungen 4 bis 10, während Sie auf dem Ball sitzen.

Übung 22

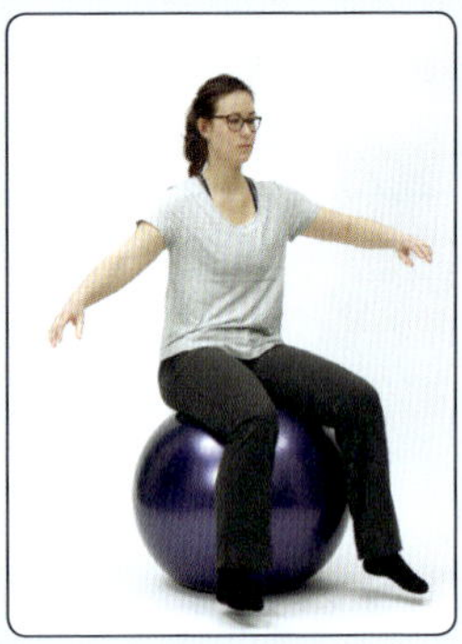

- Wenn Sie dabei die Füße anheben, werden die Übungen 4 bis 10 nochmal ein bisschen schwieriger.

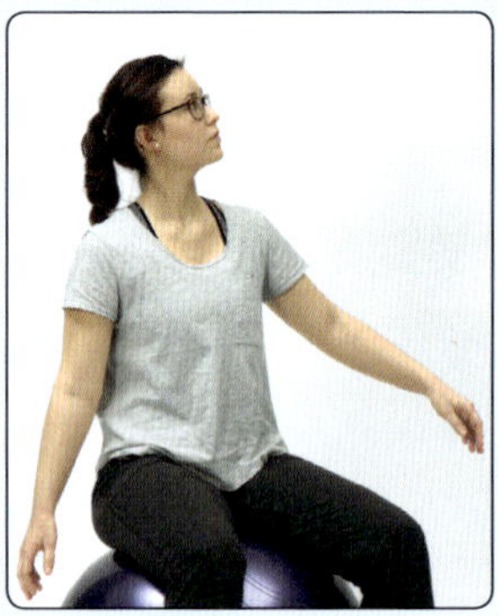

- Wahrscheinlich werden Sie häufiger einmal Ihr Gleichgewicht verlieren. Das ist natürlich völlig normal. Setzen Sie dann eben öfter die Füße fest auf den Boden, fixieren Sie den Ruhepunkt und atmen Sie in die geschlossenen Hände. Dann folgt ein neuer Versuch.

Übung 23

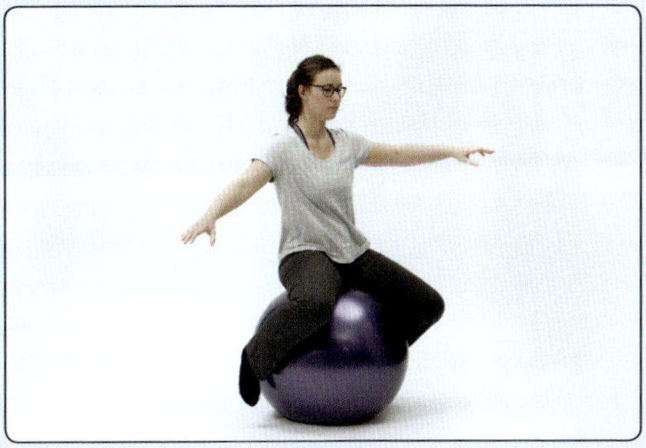

- Legen Sie nun die Unterschenkel an den Ball und versuchen Sie, dabei das Gleichgewicht zu halten, während Sie den Punkt fixieren. Kopf- oder Augenbewegungen können Sie hinnehmen, es muss aber nicht unbedingt sein.

Übung 24

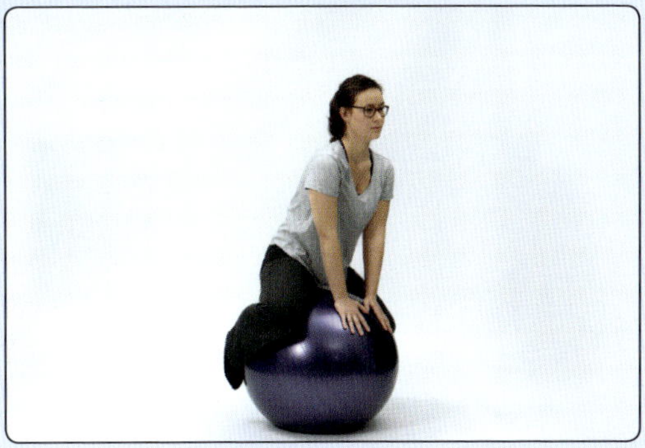

- Sie können die Schwierigkeit dieser Übung noch weiter steigern, indem Sie sich mit den Armen auf dem Ball abstützen. In dieser Haltung erinnern Sie ein wenig an den Baron von Münchhausen bei seinem berühmten Ritt auf der Kanonenkugel ... Ihr Blick ist auf den Fixpunkt gerichtet.

ÜBUNGEN IM STEHEN

- Nun kommen wir zu den Übungen im Stehen. Stellen Sie sich aufrecht und locker hin, die Beine stehen etwa hüftbreit auseinander. Wiederholen Sie die Basisübungen 4 bis 10 in dieser Position.
- Suchen Sie zum Abschluss jeder Übung mit den Augen wieder Ihren festgelegten Fixpunkt, kommen Sie zur Ruhe und praktizieren Sie – falls notwendig – die Rückatmung.

ÜBUNGEN IN VERSCHIEDENEN STANDPOSITIONEN UND AUF UNTERSCHIEDLICHEN UNTERLAGEN

- Zu allen Übungen im Stehen gibt es verschiedene Varianten für die Fußposition.

Übung 25

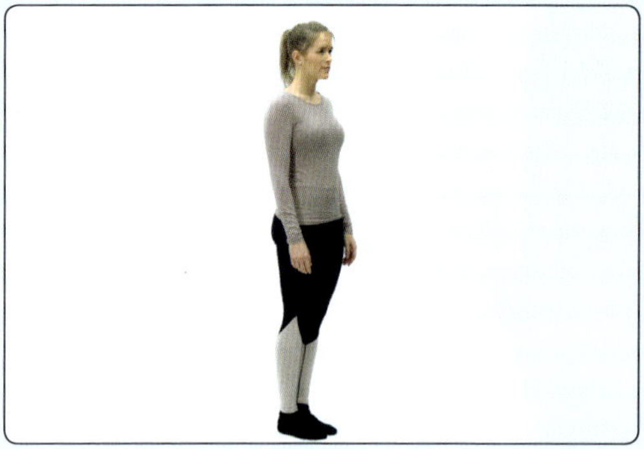

- Sie beginnen zunächst mit einem hüftbreiten Stand. Schwieriger wird es, wenn Sie Ihre Füße enger oder ganz eng zusammenstellen. Sie können alle oben dargestellten Übungen in verschiedenen Standpositionen durchführen, so auch mit eng gestellten Füßen.

Übung 26

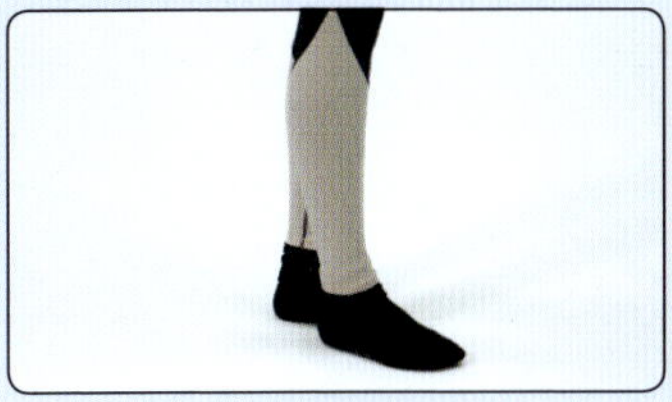

- Wenn das klappt, wechseln Sie in den sogenannten Halb- oder Semi-Tandemstand. Dabei setzen Sie einen Fuß etwa eine halbe Fußlänge nach vorn und zugleich eng an den anderen. Führen Sie in dieser Position erneut die Übungen 4 bis 10 durch.

Übung 27

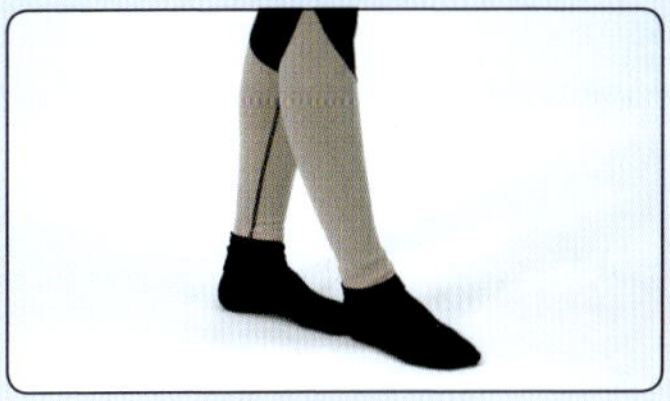

- Wenn Ihnen das gelingt, können Sie in den Tandemstand wechseln und so die Übungen erneut durchführen. Hier stehen die Füße direkt voreinander auf einer gedachten Linie.
- Führen Sie nun die Übungen 4 bis 10 noch einmal durch.

Übung 28

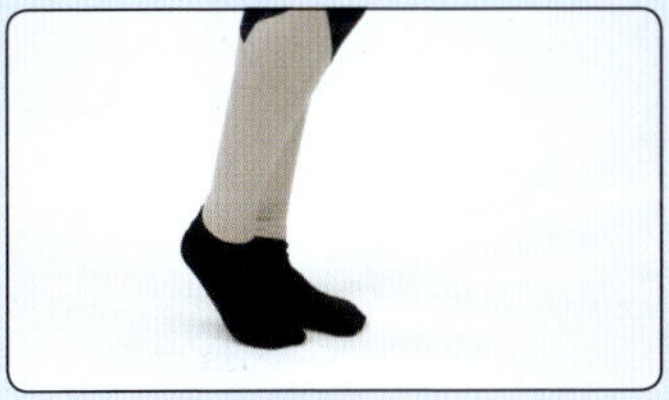

- Wenn Sie auch das schaffen, dann können Sie sich im Einbeinstand an die Übungen wagen. Sie tun sich leichter, wenn Sie am Anfang Ihre andere Fußspitze zum Stabilisieren leicht auf dem Boden aufsetzen.

Übung 29

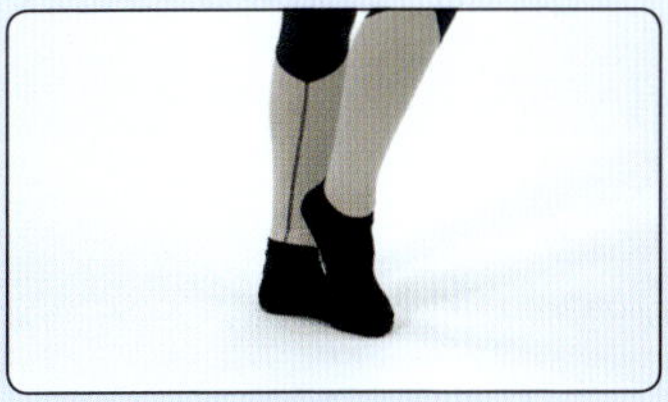

- Bei der nächsten Runde können Sie den anderen Fuß auf dem Vorfuß abstellen.

Übung 30

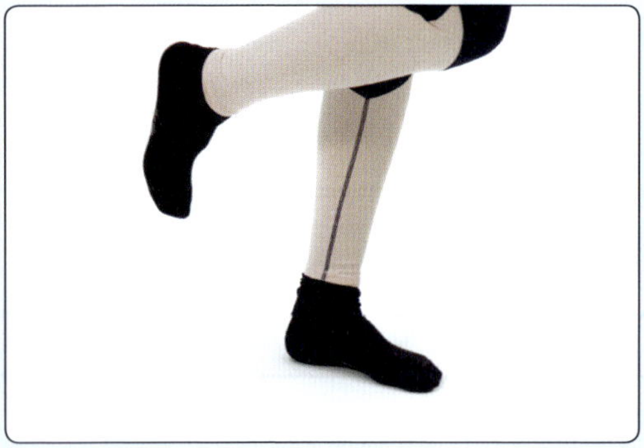

- Und zum krönenden Abschluss stehen Sie dann nur noch auf einem Bein.
- Natürlich geht das alles auch im Wechsel mit dem anderen Fuß.

Übung 31

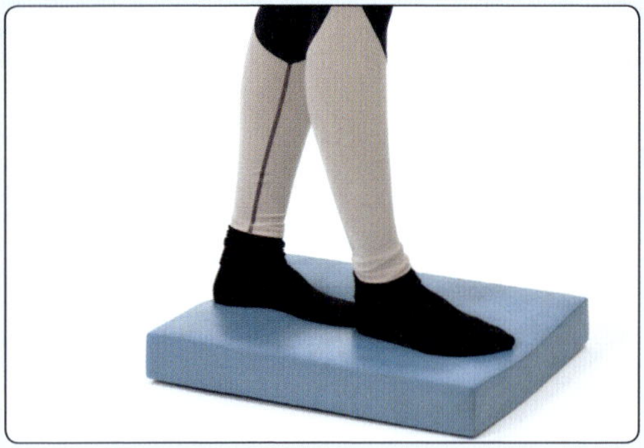

- Für eine weitere Variante Ihrer Standposition können Sie eine weichere Unterlage wählen. Zum Beispiel eine gefaltete Decke, ein dickes Kissen oder ein Schaumstoffkissen (Balance-Pad). Führen Sie nun die Ihnen bereits bekannten Übungen 4 bis 10 auch in dieser Position durch.

- Am Anfang sollten Sie erst einmal in den hüftbreiten Stand gehen. Danach stellen Sie die Füße eng zusammen. Anschließend folgen der Semi-Tandemstand und der Tandemstand, der Einbeinstand mit aufgesetzter Fußspitze zum Stabilisieren, dann der Einbeinstand mit der Fußspitze auf dem Vorfuß und am Ende der reine Einbeinstand.
- Das sind jetzt schon echte Herausforderungen! Wenn Sie sie gemeistert haben, wechseln Sie erneut die Seiten.

- Auch ein umgedrehter Therapiekreisel kann Ihnen als Unterlage für die Füße dienen. Sie stellen sich dazu mit beiden Füßen auf den Kreisel und führen die Übungen 4 bis 10 erneut durch.

Übung 32

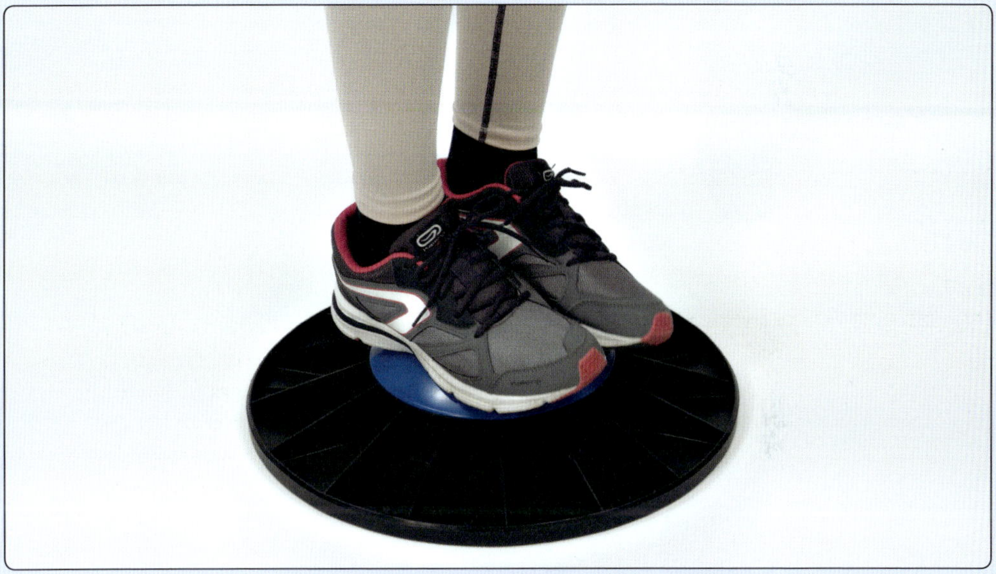

- Noch schwieriger wird das natürlich, wenn Sie mit nur einem Bein auf dem Kreisel stehen.
- Auch diese Übung sollten Sie nach Möglichkeit mit beiden Beinen nacheinander durchführen.
- Noch eine Variante: Sie können alle Ihnen bereits bekannten Übungen auch mit blinzelnden Augen durchführen. Also: Links-rechts, oben-unten und diagonal.
- Wie immer als Abschluss breiter Stand, rückatmen und zur Ruhe kommen.
- Danach können Sie darangehen, die Übungen mit geschlossenen Augen zu machen und dabei den Kopf nach rechts-links, oben-unten und diagonal zu bewegen.
- Zum Abschluss wieder breiter Stand und Rückatmung.

STEHÜBUNG MIT DREHUNG

- Wir kommen jetzt zu der sogenannten Ballerina-Übung. Diese ist deshalb so benannt, da sich eine Ballerina bei der Pirouette in dieser Weise dreht.

Übung 33

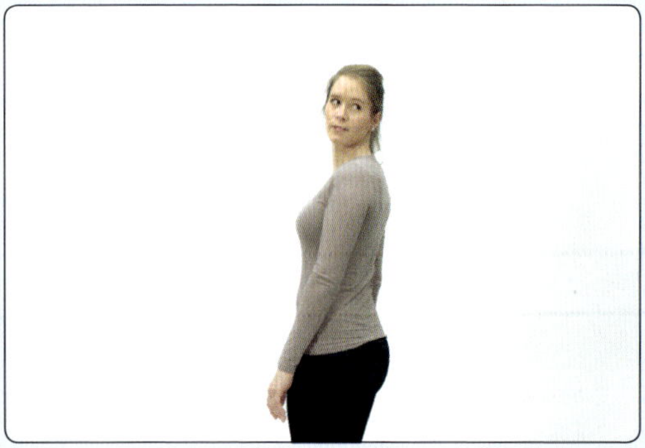

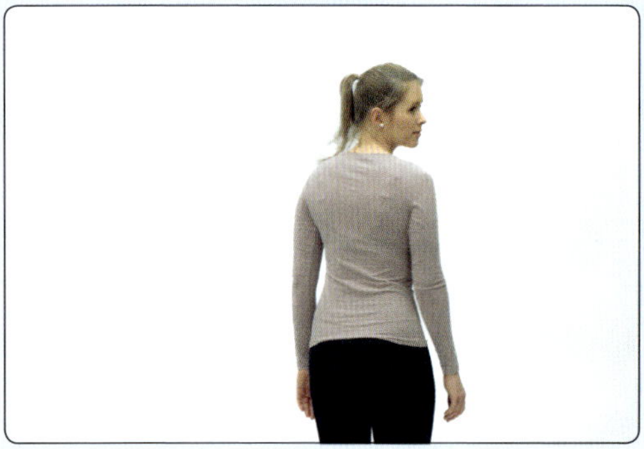

- Sie stehen aufrecht und fixieren einen festen Punkt, Ihr Körper beginnt nun mit der Drehung, während Kopf und Augen so lange wie möglich auf den Punkt gerichtet sind. Sobald Ihnen das nicht mehr möglich ist, drehen Sie den Kopf zügig (!) auf die andere Seite, um den Punkt erneut zu fixieren. Der Fixpunkt ist jeweils das Letzte und das Erste, was Sie ins Visier nehmen.
- Zum Abschluss wieder breiter Stand, Rückatmung und den Punkt fixieren.
- Nun machen Sie das Ganze nach der anderen Seite und wiederholen die Drehungen so gut Sie es können. Achten Sie auch darauf, immer auf derselben Stelle stehen zu bleiben. Gehen Sie möglichst wenig vor und zurück oder zur Seite.

ÜBUNGEN IM GEHEN

Übung 34

- Sie können Ihr Gleichgewicht auch im Gehen trainieren. Beginnen Sie die Gehübungen mit einem sicheren breiten Gang. Ihre Augen sind auf den festgelegten Fixpunkt gerichtet, nicht auf den Boden.

Übung 35

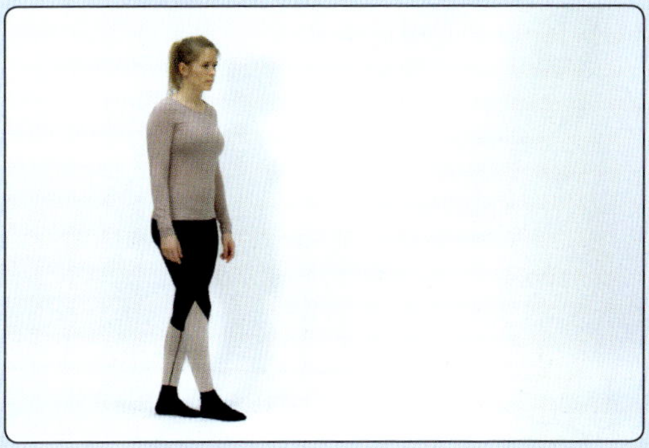

- Danach folgt der Seiltänzergang, wobei Sie Fuß vor Fuß auf eine gedachte Linie setzen. Ihre Augen sind dabei auf den festgelegten Punkt fixiert.

Übung 36

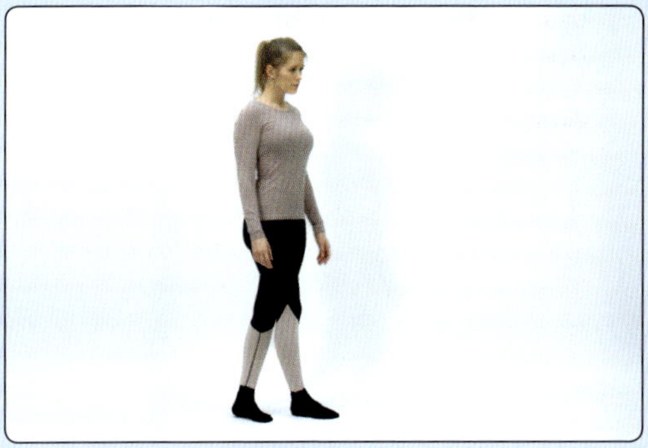

- Schwieriger wird es, wenn Sie die Füße jeweils überkreuz voreinander setzen. Ihr Blick ruht auf Ihrem Fixpunkt. Schauen Sie nicht auf den Boden.

Übung 37

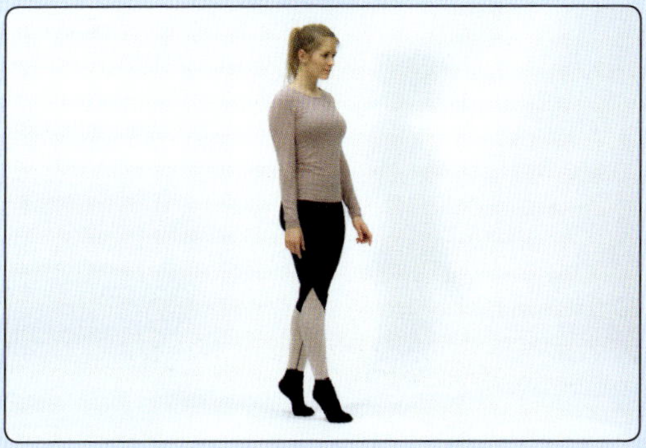

- Es folgt der Zehenspitzengang auf einer gedachten geraden Linie.

Übung 38

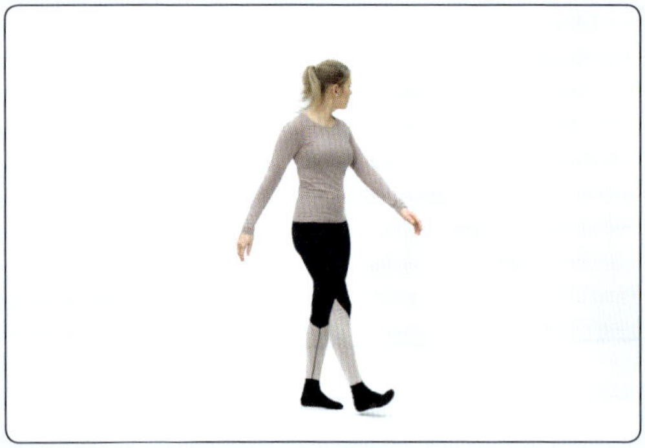

- Es folgt das „Ampelmännchen“: Das rechte Bein und der linke Arm zeigen nach vorne, während Sie Ihren Kopf nach links drehen.

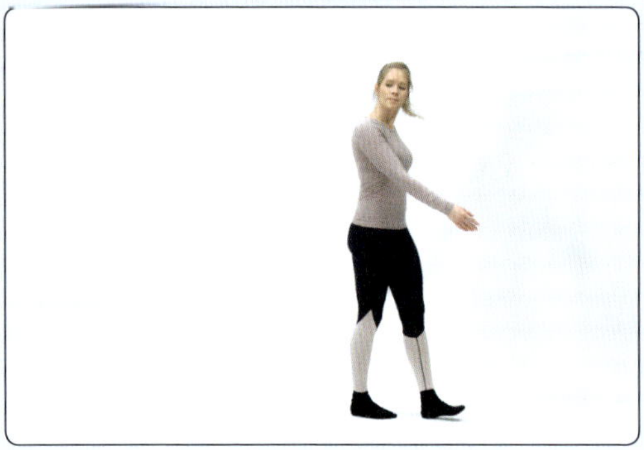

- Danach umgekehrt. Sie werden ein wenig Geduld brauchen, bis Sie Arme, Beine und Kopfstellung koordinieren können.

Übung 39

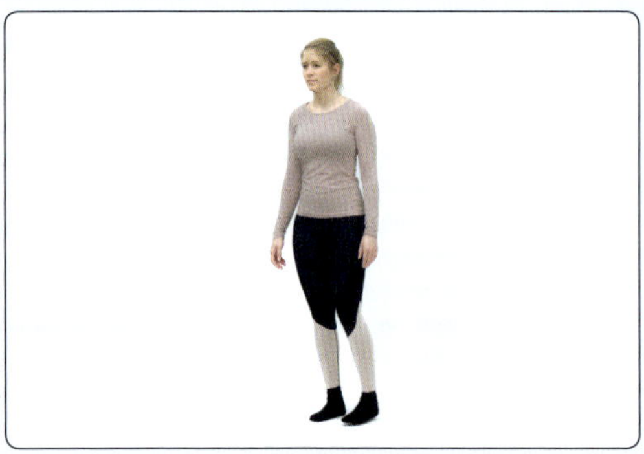

- Seitwärtsgang: Gehen Sie Fuß für Fuß quer zur Seite. Der eine Fuß führt, der andere wird nachgesetzt. Ihr Blick bleibt geradeaus gerichtet.

Übung 40

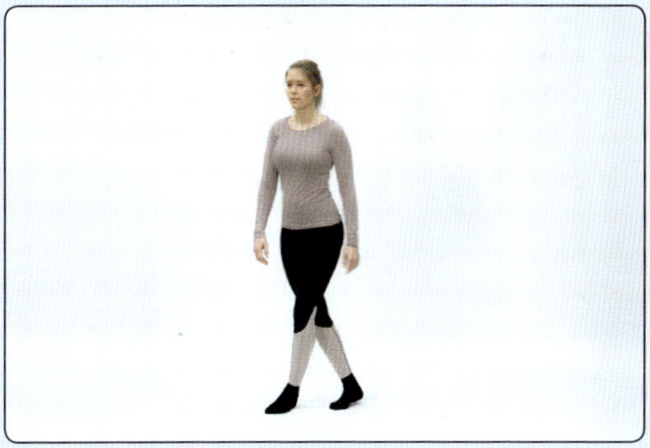

- Die Füße abwechselnd seitwärts überkreuzen.

Übung 41

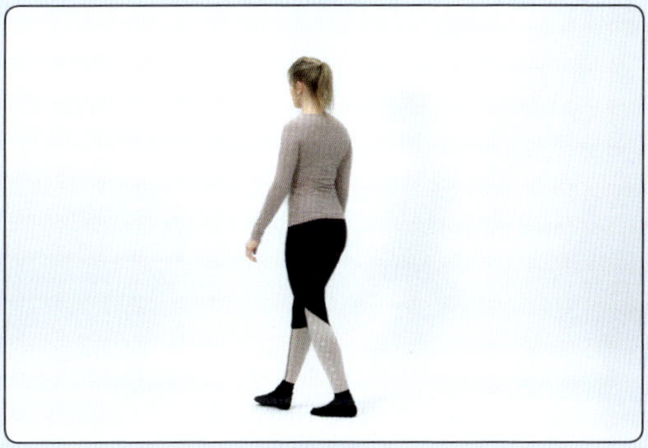

- Einfacher Rückwärtsgang mit relativ eng gesetzten Füßen.

- **Varianten:** Wenn Sie einmal mit allem „durch" sind, können Sie die Übungen auch mit blinzelnden oder geschlossenen Augen ausführen.

GEHEN AUF UNEBENEM BODEN

- Wenn Sie in Ihrem Garten oder sonstwo einen unebenen Boden zum Trainieren haben, können Sie dort weitere Übungen durchführen.

Übung 42

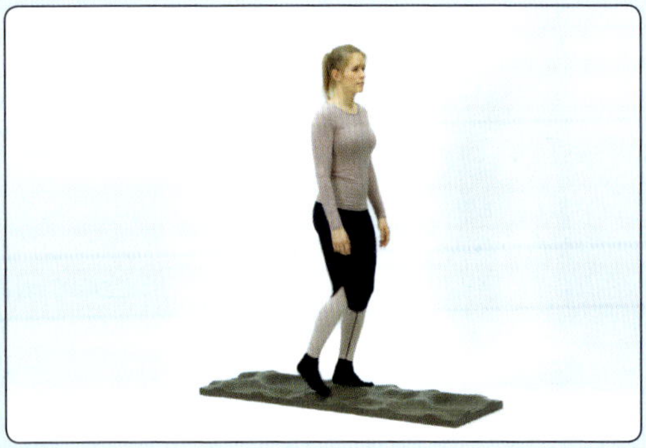

- Hierbei fixieren Sie erneut einen festgelegten Punkt in Augenhöhe und bewegen sich langsam vorwärts, jedoch ohne nach unten zu sehen.
- Die Übung funktioniert auch mit blinzelnden Augen. Noch schwieriger wird sie, wenn Sie Ihre Augen dabei ganz schließen und sich vollständig auf die Wahrnehmung Ihrer Füße verlassen müssen.

Übung 43

- Eine Variante besteht im Seitwärtsgang. Auch hier richten Sie Ihre Augen wieder nach vorne und nicht auf den Boden.

Übung 44

- Wenn Sie den Seitwärtsgang auf unebenem Boden beherrschen, können Sie sich um 180 Grad drehen und das Ganze einmal mit kleinen Rückwärtsschritten versuchen. Ihre Augen schauen geradeaus. Am Ende machen Sie es wie immer: Sie fixieren den festgelegten Punkt und praktizieren die Rückatmung von Seite 148.

Übung 45

- Schließlich gibt es eine Variante, bei der Sie die Füße über den Boden gleiten lassen, dabei ertasten Sie den Untergrund besonders intensiv. Leider ist das allerdings je nach Bodenbeschaffenheit nicht immer möglich. Zum Abschluss wie gehabt: den festgelegten Punkt fixieren und die Rückatmung praktizieren.

TRAMPOLINÜBUNGEN

- Nun folgen Übungen auf dem Trampolin. Stellen Sie sich aufrecht auf das Gerät und suchen Sie sich wieder einen Fixpunkt in Augenhöhe. Danach wiederholen Sie die bekannten Übungen 4 bis 10. Sobald sich Ihr Schwindel verstärkt, nehmen Sie Ihre Beine weiter auseinander, fixieren Ihren Punkt und atmen wieder in die geschlossenen Hände, wie auf Seite 148 beschrieben.

Übung 46

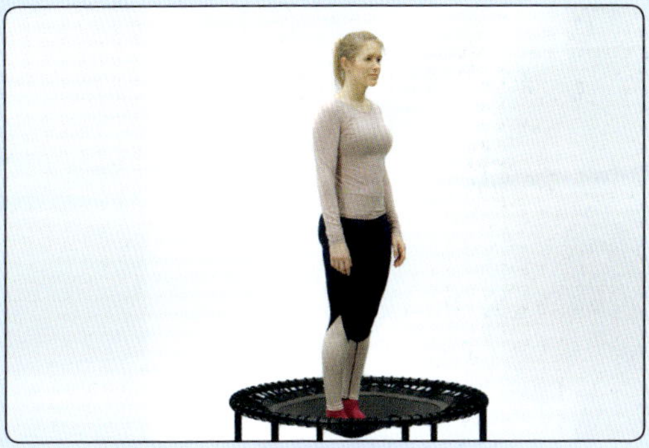

- Als nächste Steigerung wiederholen Sie alle Übungen, während Sie dabei leicht auf dem Trampolin wippen. Und denken Sie immer daran, nicht auf das Trampolin zu sehen, sondern die Augen geradeaus gerichtet zu halten.
- Am Ende bremsen Sie die Wipp-Bewegung ab, gehen in einen festen breiten Stand, fixieren den Punkt und atmen in die geschlossenen Hände.

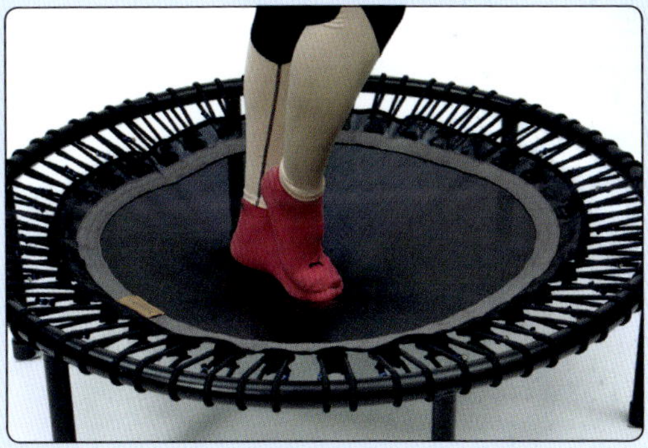

- Wenn Sie sich auf dem Trampolin erst einmal sicher fühlen, können Sie alle Übungen in Ruhe und im Schwingen mit unterschiedlichen Fußpositionen durchführen: hüftbreiter Stand, enger Stand, Semi-Tandemstand, Tandemstand, Einbeinstand mit Fußspitzen-Unterstützung, Einbeinstand mit Fuß auf dem Vorfuß und reiner Einbeinstand. Und alles natürlich immer auch anders herum.

BALLÜBUNGEN

- Mit einem kleinen Ball, am besten einem Jonglierball, können Sie Ihr Gleichgewicht sowohl auf einer feste Unterlage als auch auf dem Trampolin trainieren.

Übung 47

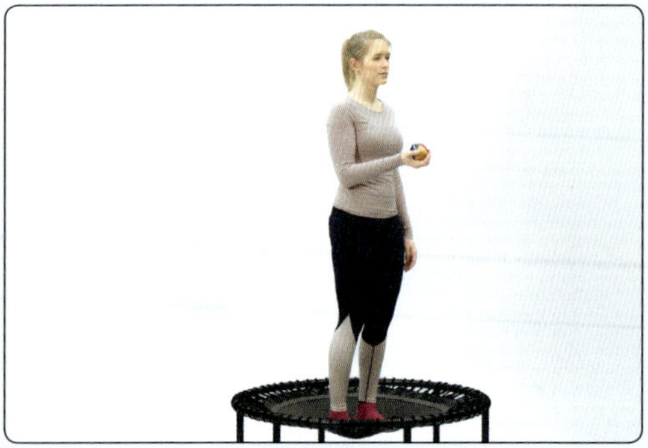

- Stellen Sie sich auf das Trampolin, nehmen Sie den Ball in die rechte Hand und blicken Sie geradeaus.

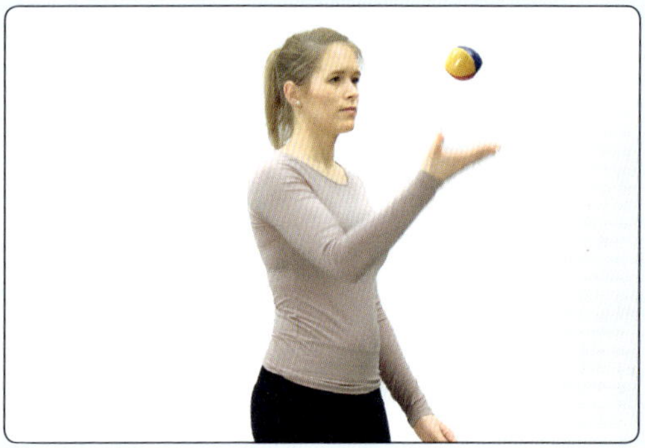

- Werfen Sie den Ball leicht nach oben und fangen Sie ihn mit derselben Hand auf, während Ihre Augen auf den Ball gerichtet bleiben.

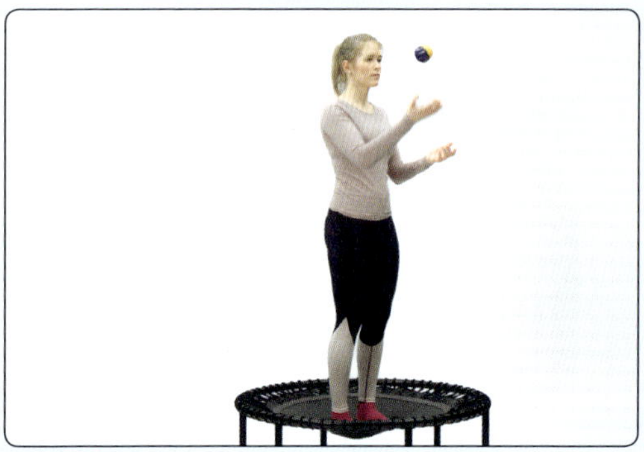

- Wechseln Sie den Ball in die linke Hand.
- Sie können sich den Ball auch von rechts nach links oder von links nach rechts zuwerfen. Ihr Blick bleibt dabei immer auf den Ball gerichtet.

Übung 48

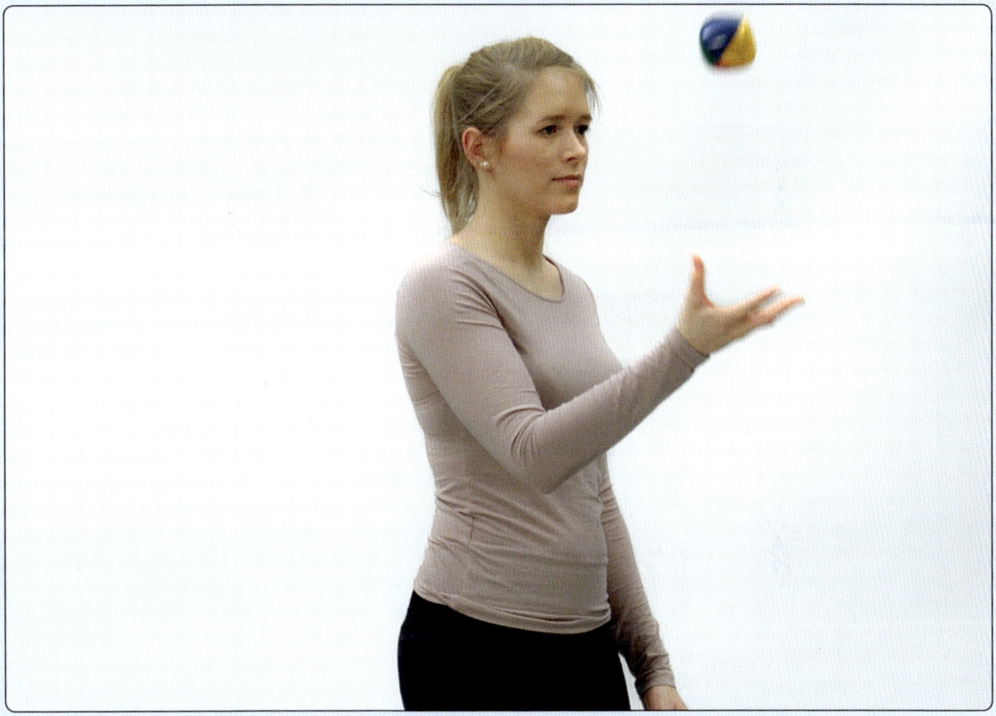

- Nun fixieren Sie Ihren festgelegten Punkt und werfen Sie erneut den Ball nach oben, jedoch ohne ihm dabei mit den Augen zu folgen. Schauen Sie die ganze Zeit wie durch den Ball hindurch auf den Fixpunkt. Wechseln Sie dann die Hand und werfen Sie anschließend den Ball von links nach rechts und umgekehrt.
- Ihre Augen bleiben geradeaus gerichtet und auf den Punkt fixiert.
- **Varianten:** Wiederholen Sie dann die Übungen mit dem Ball auf dem Trampolin einmal in Ruhe und im Anschluss leicht wippend.

ÜBUNGEN AUF DEM THERAPIEKREISEL

- Mit dem Therapiekreisel können Sie die bekannten Übungen in der Version „für Fortgeschrittene" durchführen. Bitten Sie am Anfang eine zweite Person um Unterstützung, die Sie notfalls halten oder auffangen kann.

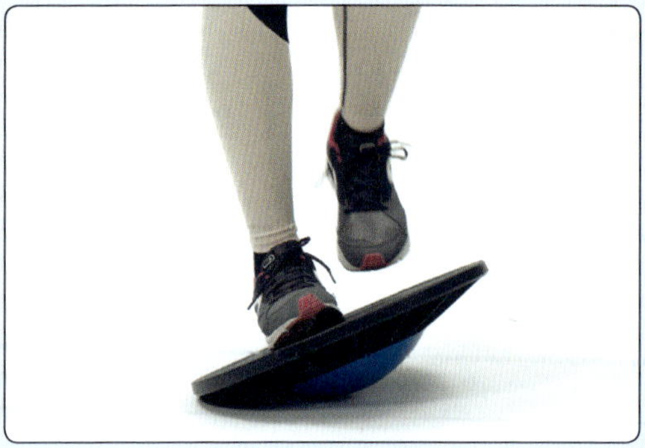

- Stellen Sie sich erst mit einem Fuß auf den Rand des Kreisels und setzen Sie dann den zweiten Fuß auf den Kreisel.

Übung 49

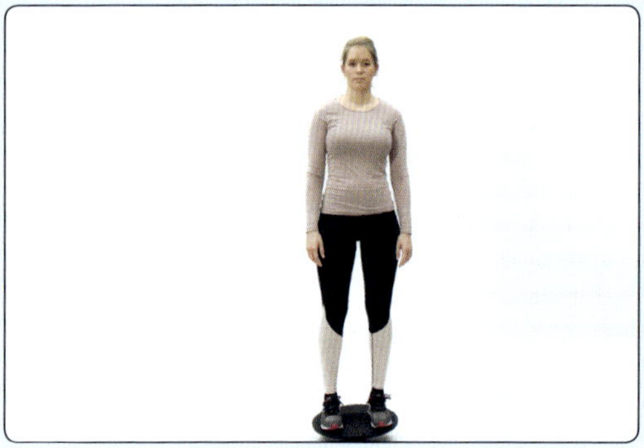

- Anfangen sollten Sie im breiten Stand und dabei mit den Augen Ihren festgelegten Punkt fixieren. Das wird wahrscheinlich nicht gleich so gut klappen.

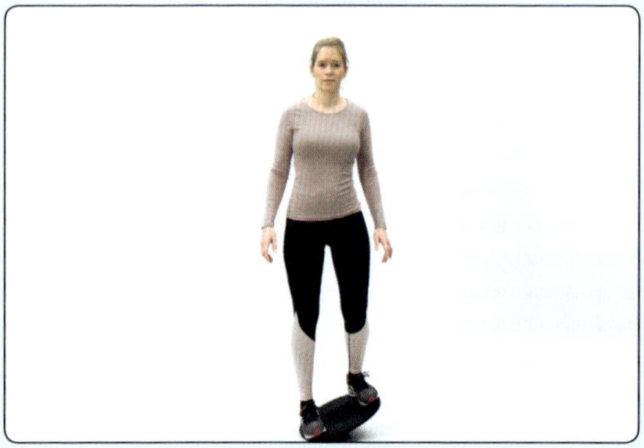

- Verlagern Sie dann Ihr Gewicht abwechselnd von links nach rechts, sodass der Rand des Kreisels auf der jeweiligen Seite den Boden berührt. Ihre Augen schauen geradeaus.

Übung 50

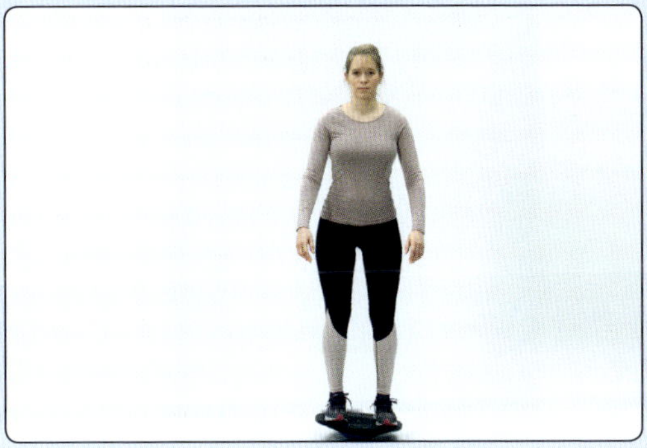

- Nun können Sie Kippbewegungen nach vorne und hinten versuchen. Das Kippen nach hinten ist am Anfang noch sehr gewöhnungsbedürftig.
- Wann immer Ihnen schwindlig wird, steigen Sie ab, wobei Sie den Kreisel erst zur Seite kippen, zunächst einen Fuß heruntersetzen und dann ganz davon heruntergehen; also genau umgekehrt wie beim Aufsteigen.

Übung 51

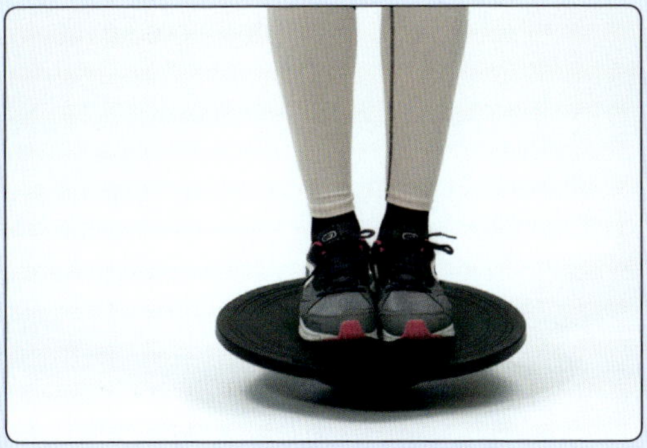

- Schwieriger ist ein enger Stand auf dem Kreisel. Sie müssen dazu mit dem ersten Fuß bereits relativ mittig aufsteigen und den zweiten nachsetzen. Ihr Blick ruht währenddessen auf dem Fixpunkt.
- Wechseln Sie jetzt mit Ihrem Gewicht wieder von links nach rechts. Und auch nach hinten und vorne. Bei Schwindel oder Beunruhigung sollten Sie sofort vom Kreisel absteigen und die Ruheposition einnehmen. Wenn nötig, praktizieren Sie die Rückatmung. Denken Sie daran, dass dies eine sehr anspruchsvolle Übung ist. Sie werden Zeit benötigen, um sie zu meistern.

Übung 52

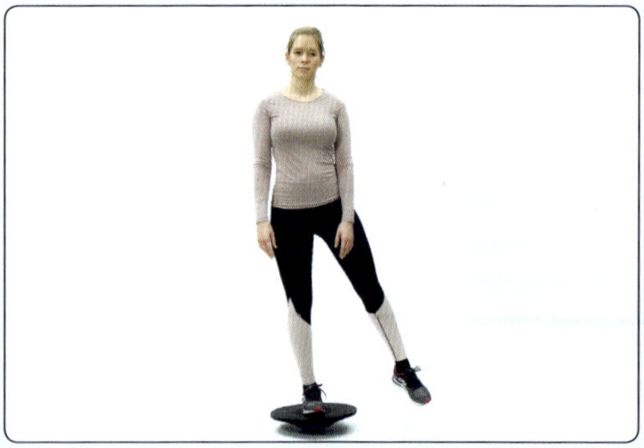

- Sie können sich sogar im Einbeinstand auf den Kreisel stellen. Versuchen Sie, Ihr Gleichgewicht zu halten und den Blick auf den festgelegten Fixpunkt zu richten. Das andere Bein benutzen Sie, um die Balance zu halten.
- Wechseln Sie dann die Seite.
- Begeben Sie sich zwischendurch immer wieder in die Ruheposition und helfen Sie sich mit der Rückatemtechnik gegen etwaigen Schwindel.

Übung 53

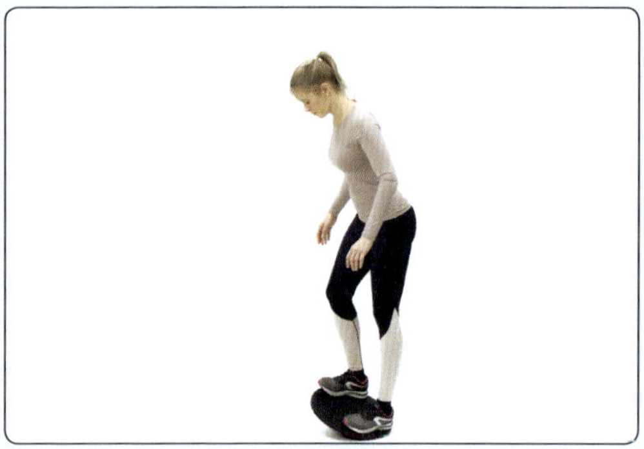

- Zuletzt stellen Sie sich breitbeinig auf den Kreisel und rollen Sie immer im Kreis über den Rand ab. Ihr Blick ist – so gut es geht – geradeaus gerichtet. Sie werden feststellen, dass Sie sich dabei langsam um 360 Grad um die eigene Achse drehen.
- Steigen Sie vorsichtig vom Kreisel ab und kommen Sie zur Ruhe. Falls notwenig rückatmen.

Modul 2: Atemtraining

Bei vielen Schwindelarten, insbesondere beim phobischen Schwankschwindel, spielt die Atmung eine wesentliche Rolle – und zwar wegen der CO_2-Absenkung und ihrer Auswirkungen (siehe Seite 123 ff.). Mit dem folgenden Atemtraining können Sie Ihren Kohlendioxidspiegel wieder anheben und durch konsequentes Üben auf einem höheren Niveau neu justieren. Kurz gesagt: Dieses Training setzt an einem zentralen Mechanismus der Schwindelentstehung an.

Auch dieses Atemtraining-Modul dient nicht zur Behandlung einer bestimmten Atemstörung. Beim Menschen sind Atmung, vegetative Regulation und seelische Verfassung komplex vernetzt. Mithilfe unseres systematischen Atemtrainings können Sie die Entspannung Ihres autonomen Nervensystems sowie eine allgemeine seelische Beruhigung fördern und eventuell vorhandene oder auftretende Ängste mindern.

Eine Veränderung der Atmung ist gar nicht so einfach, da sie bei den meisten Menschen unbewusst abläuft. Wahrscheinlich kennen Sie Ihren Ruhepuls. Vielleicht auch Ihren Blutdruck. Kennen Sie auch Ihre Atemfrequenz in Ruhe? Häufig liegt sie bei 12–18 Atemzügen pro Minute. Sie kann jedoch deutlich schneller (über 25) oder auch sehr viel langsamer (5–8 Atemzüge pro Minute) sein. Das bedeutet, einige Menschen brauchen pro Tag weniger als 8000 Atemzüge, während es andere auf 35.000 Atemzüge bringen. Sie können sich bestimmt leicht vorstellen, dass sich solche Unterschiede in der Atemfrequenz auf die gesamte Körperorganisation auswirken. Ein Zusammenhang ist dabei besonders wichtig: Atmung und Herzrhythmus sind eng gekoppelt. Bei einem Menschen kommen in Ruhe auf einen Atemzug etwa vier Herzschläge. Wenn es Ihnen gelingt, Ihre Atmung zu verlangsamen, wird Ihr Puls mit hoher Wahrscheinlichkeit gleichfalls ruhiger. Der Körper schaltet in einen niedrigeren Gang.

Wie schnell Ihre Atmung ist, können Sie wahrscheinlich erst nach einigen Messungen feststellen, da allein der Vorsatz, sie zu bestimmen, Einfluss auf die

Atemfrequenz hat. Wahrscheinlich werden Sie unbewusst versuchen, während der Messung etwas langsamer zu atmen als sonst.

Haben Sie auch schon einmal darauf geachtet, wie lang die Pausen zwischen Ihren Atemzügen sind? Wann ist die längere Pause? Nach dem Einatmen oder nach dem Ausatmen? Und schließlich: Ziehen Sie die Luft mehr durch die Nase ein oder durch den Mund? Vielleicht klingen diese Fragen in Ihren Ohren etwas merkwürdig, da Sie ja Tag für Tag ganz selbstverständlich atmen. Aber Ihre Atemmuster können durchaus Konsequenzen für Ihr Wohlbefinden haben.

SINN UND ZWECK DER ATEMÜBUNGEN

Ziel der Atemübungen ist es vor allem, dass Sie lernen, langsamer, durch die Nase und in Ihren Bauch zu atmen. Auch sollten Sie zwischen den einzelnen Atemzügen Pausen machen. Vor allem nach dem Ausatmen. Atemübungen erscheinen häufig als langweilig – denn auf den ersten Blick passiert fast nichts. Doch lassen Sie sich von diesem Eindruck nicht täuschen! Wenn Sie die Übungen regelmäßig durchführen, werden Sie ihre Wirkungen nach einer Weile deutlich spüren.

Am Anfang stehen Wahrnehmungsübungen, mit deren Hilfe Sie verschiedene Abläufe in Ihrem Körper erst einmal wahrnehmen lernen sollen, um sie dann Schritt für Schritt zu verändern.

Vorneweg einige allgemeine Tipps:

- *Setzen Sie sich bei diesen Übungen nicht unter Druck. Wer sich beeilt, braucht länger!*
- *Üben Sie am Anfang nicht zu lange am Stück.*
- *Atmen Sie so leise, dass Menschen in Ihrer Nähe Ihre Atmung nicht hören können.*
- *Atmen Sie so weit es irgendwie geht durch die Nase und mit geschlossenem Mund.*
- *Machen Sie eine kurze Pause nach der Einatmung (etwa 2–3 Sekunden) und eine längere Pause nach der Ausatmung. Wenn Sie kurzatmig werden oder Luftnot bekommen, waren Ihre Pausen zu lang. Üben Sie dann mit etwas kürzeren Pausen weiter.*
- *Gönnen Sie sich zwischen den Atemübungen immer wieder eine Unterbrechung. Vor allem dann, wenn Ihnen Übungen schwerfallen, wenn Sie das Bedürfnis haben tief durchzuatmen oder wenn Sie sogar Schwindel oder Benommenheit verspüren. Atmen Sie dann ruhig in Ihre geschlossenen Hände hinein und warten Sie, bis die Beschwerden nachlassen (siehe die „Rückatemtechnik" beim Gleichgewichtstraining auf Seite 148).*
- *Wiederholen Sie jede Atemübung am Anfang nur 3–5 Mal. Danach wird Ihnen eine kleine Pause guttun.*
- *Achten Sie auf bequeme und nicht einengende Kleidung.*
- *Einige Übungen sind sehr anspruchsvoll. Lassen Sie sich nicht entmutigen, falls sie Ihnen nicht oder nicht gleich gelingen.*

WAHRNEHMUNGSÜBUNGEN

Übung 54

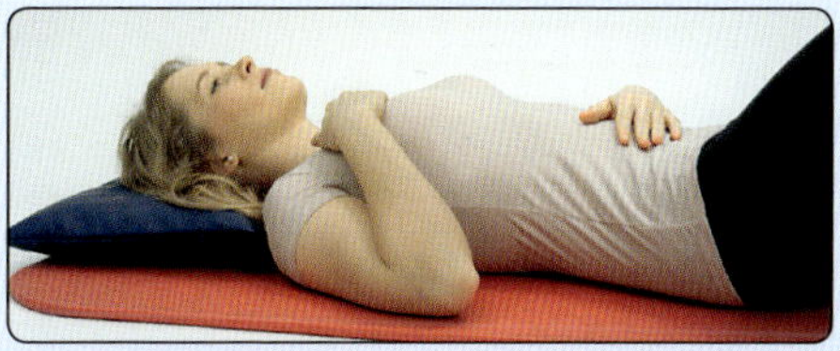

- Legen Sie sich entspannt auf den Rücken (Matte, Couch, Decke, Bett) und stellen Sie die Beine leicht an. Stützen Sie Ihren Nacken mit einem kleinen Kissen. Eine Hand ruht locker auf dem Bauch, die andere auf der Brust. In dieser liegenden Position geht es anfänglich am leichtesten. Später können Sie auch im Sitzen oder Stehen üben. Sie sollten sich für jede einzelne der folgenden Beobachtungsübungen ruhig viel Zeit nehmen.
- Konzentrieren Sie sich auf Ihre Hände. Sind sie warm oder kalt, schwer oder leicht? Wie fühlt sich Ihr Körper unter Ihren Händen an? Ist er warm oder kühl? Liegen die Hände vollständig auf Ihrem Körper oder nur teilweise? Spüren Sie die einzelnen Finger auf Ihrem Körper? Alle oder nur einige? Nehmen Sie die Finger beider Hände gleich wahr oder die einer Hand intensiver als die der anderen?
- Achten Sie nun auf die Bewegung unter Ihren Händen. Können Sie spüren, wie sich Ihre Hände heben und senken? Beginnen Sie beim Bauch und richten Sie Ihre Aufmerksamkeit anschließend auf die Brust. In welche Richtung bewegt sich Ihre Brust? Was geht zuerst hoch? Erst der Bauch oder erst die Brust?
- Beobachten Sie nun den Luftstrom. Streicht er durch den Mund, durch die Nase oder vielleicht durch beide? Wo strömt die Luft ein, wo aus? Wenn Sie durch die Nase atmen: Durch welche Seite Ihrer Nase kommt mehr Luft? Vielleicht achten Sie auch im Verlauf der Übung einmal darauf, ob die Seite wechselt.
- Spüren Sie nun, wohin in Ihrem Körper die Luft strömt. Gelangt sie auch in Ihre Flanken und/oder den Rücken? Können Sie mit Ihren Händen die Bewegungen Ihres Körpers wahrnehmen?
- Nun geht es um den Atemrhythmus. Wie lange atmen Sie ein, wie lange aus? Welche Phase ist länger? Machen Sie eine Pause nach dem Ein- und/oder Ausatmen? Wie lang sind diese Pausen?
- Haben Sie eine Vorstellung davon, wie viel Luft Sie bewegen? Heben sich Ihre Hände nur minimal oder deutlich?
- Können Sie die Spannung Ihrer Muskeln im Bereich der Rippen spüren? Wenn ja, wo ist die Spannung stärker, wo weniger stark?
- Achten Sie nun auch auf Ihre Atemgeräusche. Können Sie sie hören? Sind sie leise oder laut, und könnte jemand neben Ihnen Sie atmen hören?

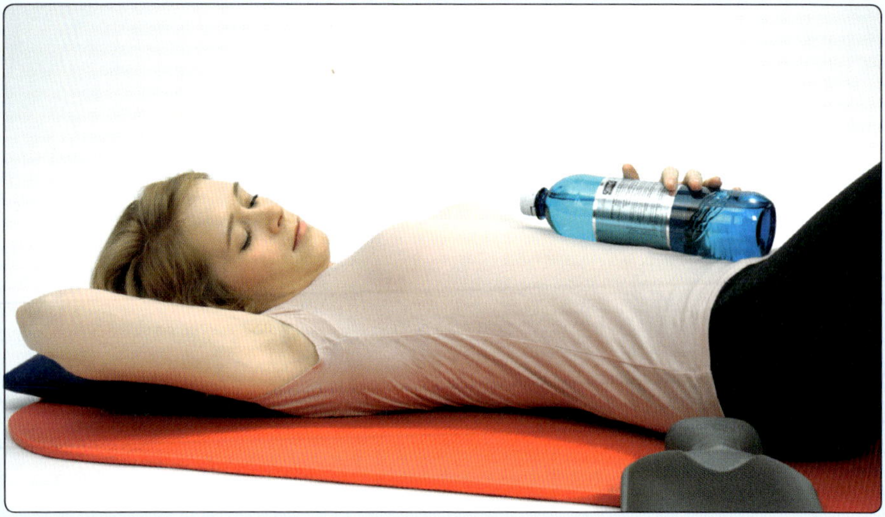

- Als Variante zu dieser Übung können Sie sich ein leichtes Gewicht (vielleicht eine nur fast volle Wasserflasche oder eine mit nicht zu viel Wasser gefüllte Wärmflasche) auf den Bauch legen und dabei beobachten, wie sich das Gewicht beim Einatmen hebt und beim Ausatmen wieder senkt.
- Versuchen Sie dann, am Ende der Einatmung eine kleine Pause von etwa 3 Sekunden einzulegen. Die Pause nach dem Ausatmen sollte etwas länger sein, etwa 5–6 Sekunden. Einatmen – kurze Pause – ausatmen – längere Pause. Atmen Sie dabei so leise wie möglich. Eine benachbarte Person sollte Sie möglichst nicht hören können.
- Wenn Sie sich eine nicht ganz volle Wasserflasche auf den Bauch legen, können Sie zuschauen, wie sich deren Wasserspiegel rhythmisch verändert. Wie ist der Spiegel beim Ein- und wie beim Ausatmen? Achten Sie auf den Rhythmus: einatmen – kurze Pause – ausatmen – längere Pause.

ANSPANNUNG/ENTSPANNUNGSÜBUNGEN

Übung 55

- Legen Sie sich bequem auf den Rücken. Warten Sie einige Atemzüge ab und schließen Sie dann die eine Hand zur Faust. Die dafür aufgewandte Kraft ist gering und sollte nur im Unterarm wahrnehmbar sein. Halten Sie nun diese Spannung über mehrere Atemzüge und entspannen Sie Ihre Hand wieder, während Sie ausatmen. Dabei öffnet sich die Faust.
- Nun geht es um das Nachspüren: Wie fühlt sich Ihre Hand nun an? Wie der Unterarm? Besteht dort eine größere oder eine geringere Spannung? Wiederholen Sie die Übung auf der anderen Seite.
- Bevor Sie zur nächsten Übung weitergehen, ballen Sie beide Hände kräftig zu Fäusten und lösen Sie diese beim Ausatmen wieder. Verfahren Sie zwischen allen folgenden Übungen nach diesem Muster.

Übung 56

- Bewegen Sie im Liegen die Schultern ganz leicht in Richtung Ihrer Unterlage. Hier geht es nicht um große Aktionen. Von außen braucht kaum etwas davon sichtbar zu sein. Nun erhöhen Sie gleichzeitig den Druck Ihres Hinterkopfs auf das Kissen ein wenig. Halten Sie diese Spannung einige Atemzüge lang. Mit dem Ausatmen lassen Sie die Spannung dann wieder los.
- Versuchen Sie nun erneut zu fühlen, was sich an oder in Ihnen verändert hat. Wie fühlen sich jetzt Ihr Nacken, die Schultern und der Rücken an? Hat sich sonst etwas in Ihrem Körper verändert?
- Wiederholen Sie diese Übung nach einigen entspannten Atemzügen mehrmals.

Übung 57

- Diese Übung können Sie im Sitzen oder Liegen durchführen. Schließen Sie die Augen und ziehen Sie dann Ihre Augenbrauen sanft nach oben. Bauen Sie langsam eine Ihnen angenehme Spannung auf. Halten Sie diese Position einige Atemzüge lang, ohne dabei die Spannung zu steigern. Lösen Sie dann die Spannung mit dem Ausatmen.
- Wie fühlt sich Ihre Stirn nun an? Können Sie dort oder an anderen Körperstellen einen Unterschied wahrnehmen?
- Wiederholen Sie diese Übung nach ein bis zwei normalen Atemzügen.

Übung 58

- Schließen den Mund und erhöhen Sie den Druck Ihrer Lippen ein wenig. Ihre Zähne berühren sich und beißen sanft aufeinander. Die Zunge liegt am Gaumen. Bauen Sie nun eine gewisse Spannung in der Kaumuskulatur und in den Lippen auf. Halten Sie diese Spannung dann einige Atemzüge lang, ohne dabei den Druck zu steigern. Lösen Sie dann die Spannung mit dem Ausatmen wieder auf.
- Versuchen Sie erneut nachzuspüren, was sich verändert hat. Wiederholen Sie die Übung nach ein paar gleichmäßigen Atemzügen.

Übung 59

- Bewegen Sie beide Schultern leicht nach vorne, bis Sie eine gewisse Spannung wahrnehmen. Gleichzeitig senken Sie Ihr Kinn etwas ab (Doppelkinn). Halten Sie diese leichte Spannung einige Atemzüge lang. Lösen Sie dann die Spannung mit dem Ausatmen wieder auf.
- Können Sie einen Unterschied wahrnehmen? Wiederholen Sie die Übung nach ein oder zwei lockeren Atemzügen.

Übung 60

- Jetzt geht es um die Spannung und Entspannung der Bauchdecke. Dazu können Sie Ihren Bauch entweder etwas stärker herausstrecken („dick machen") oder ihn einziehen („dünn machen"). Halten Sie diese Position einige Atemzüge lang und lassen Sie sie dann während des Ausatmens zusammen mit der Spannung wieder los.
- Spüren Sie auch diesmal etwaigen Veränderungen nach und wiederholen Sie die Übung einige Male.

Übung 61

- Drücken Sie mit Ihrem Kreuzbein (es befindet sich am unteren Ende der Lendenwirbelsäule und grenzt an die Beckenschaufeln) in die Unterlage hinein. Dadurch baut sich in Ihrem Gesäß eine erhöhte Muskelspannung auf. Halten Sie diese Spannung einige Atemzüge lang, bevor Sie alles mit einem Ausatem wieder locker lassen.
- Hat sich etwas verändert? Wie fühlen sich Ihr Rücken, Becken und die Beine an? Wiederholen Sie diese Übung nach ein oder zwei Atemzügen.

Übung 62

- Ziehen Sie die Fußspitzen und die Zehen beider Beine leicht hoch und bewegen Sie Ihre Kniekehlen in Richtung der Unterlage. Ihre Beine sind nun ganz gestreckt. Halten Sie diese Spannung einige Atemzüge lang und lassen Sie sie dann mit einem Ausatem wieder los. Was spüren Sie jetzt in Beinen und Füßen? Wiederholen Sie die Übung nach einigen ruhigen Atemzügen.

DEN ATEMRHYTHMUS VERÄNDERN

- Die folgenden Übungen können Sie im Sitzen, Stehen oder Liegen durchführen.

Übung 63

- Atmen Sie 4 Sekunden lang durch die Nase ein, halten Sie dann 4 Sekunden lang die Luft an und atmen Sie schließlich 4 Sekunden lang bedächtig durch die Nase aus. Wiederholen Sie diese Übung einige Male.

Übung 64

- Atmen Sie 5 Sekunden lang durch die Nase ein, halten Sie dann die Luft 3 Sekunden lang an und atmen Sie schließlich 5 Sekunden lang ruhig durch die Nase aus. Wiederholen Sie diese Übung ebenfalls einige Male.

Übung 65

- Atmen Sie 4 Sekunden lang durch die Nase ein, halten Sie dann die Luft 4 Sekunden lang an und atmen Sie schließlich 8 Sekunden lang ruhig durch die leicht geschlossenen Lippen („Lippenbremse“) aus. Wiederholen Sie auch diese Übung einige Male.

Übung 66

- Atmen Sie 4 Sekunden lang durch die Nase ein, atmen Sie 8 Sekunden lang ruhig durch die leicht geschlossenen Lippen („Lippenbremse“) aus und machen Sie dann 4 Sekunden Atempause. Wann immer Sie in Atemnot kommen oder es Ihnen schwindelig wird, wenden Sie die „Rückatemtechnik“ von Seite 148 an.

DIE NASENATMUNG BEFREIEN

Übung 67

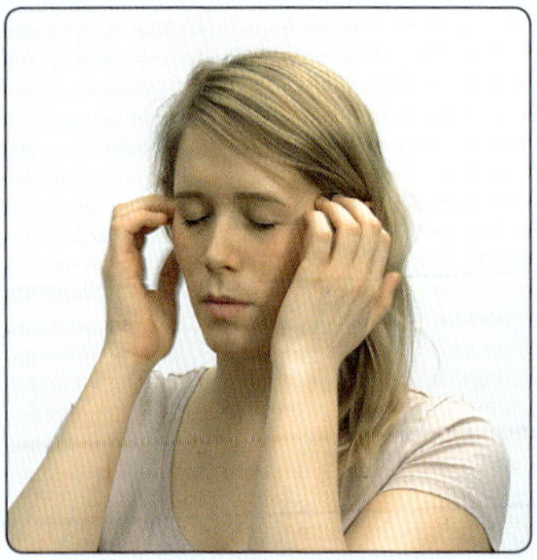

- Vielleicht ist Ihre Nasenatmung beim Trainingsbeginn behindert. Dann empfehle ich Ihnen folgendes Vorgehen:
- Atmen Sie so gut es geht durch die Nase ein, wobei Sie Ihren Mund ein klein wenig öffnen können, sollte die Nase zu stark verschlossen sein. Halten Sie dann kurz die Luft an und beginnen Sie, leicht auf Ihr Jochbein und Ihre Stirn zu klopfen. Fahren Sie mit dem Klopfen fort, während Sie ruhig durch die Nase ausatmen.
- Wiederholen Sie diese Bewegungen mehrere Male, um die in Ihren Nasennebenhöhlen gestaute Flüssigkeit ein klein wenig zu lockern und sich so die Nasenatmung zu erleichtern.

KÖRPERÜBUNGEN

- Die folgende Übung können Sie „heimlich" auch sehr gut in der Öffentlichkeit durchführen. Legen Sie dazu einen Arm locker um den Bauch und stützen Sie Ihren anderen Ellenbogen auf den Arm bzw. auf die Hand. Anschließend legen Sie Ihren Zeigefinger auf die Stelle zwischen Oberlippe und Nase. Atem Sie jetzt ruhig durch die Nase.

Übung 68

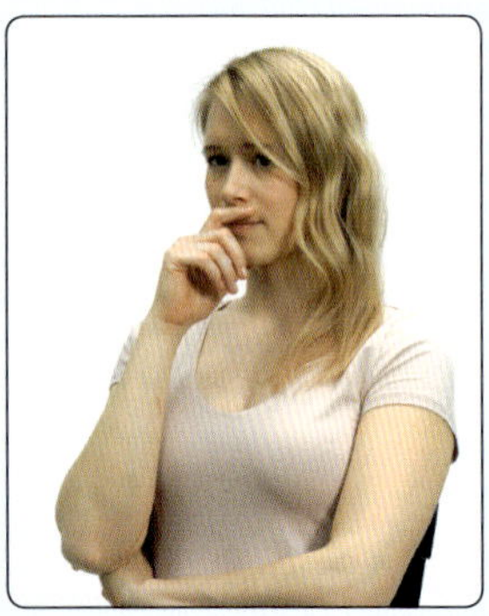

- Sie können nun zwei Dinge gleichzeitig wahrnehmen: Mit dem Arm fühlen Sie Ihre Bauchatmung und über den Finger den Luftstrom.
- Achten Sie nun als Erstes darauf, dass sich Ihr Bauch beim Einatmen hebt und beim Ausatmen senkt. Atmen Sie ausschließlich durch die Nase? Wenn nein, sollten Sie den Mund bewusst schließen.
- Konzentrieren Sie sich nun auf den Luftstrom, den Sie mit Ihrem Finger erspüren. Versuchen Sie nun, diesen Strom immer feiner und „kürzer" werden zu lassen. Irgendwann wird sich dann das Gefühl von leichter Atemnot

einstellen. Gehen Sie nur so weit, dass Sie die Übung 3-4 Minuten durchhalten können. Falls nötig, atmen Sie einfach wieder ein wenig schneller.

- Nach einer kleinen Ruhepause können Sie die Übung einige Male wiederholen.

Übung 69

- Verschließen Sie ein Nasenloch mit einem Finger. Atmen Sie ein, halten Sie etwa 3 Sekunden lang die Luft an und lassen Sie die Luft dann wieder ausströmen. Versuchen Sie nun, eine etwas längere Pause einzulegen.
- Anschließend wechseln Sie die Nasenseite und verschließen Sie die andere Nasenöffnung mit leichtem Fingerdruck. Wiederholen Sie den oben beschriebenen Ablauf mehrmals.

Übung 70

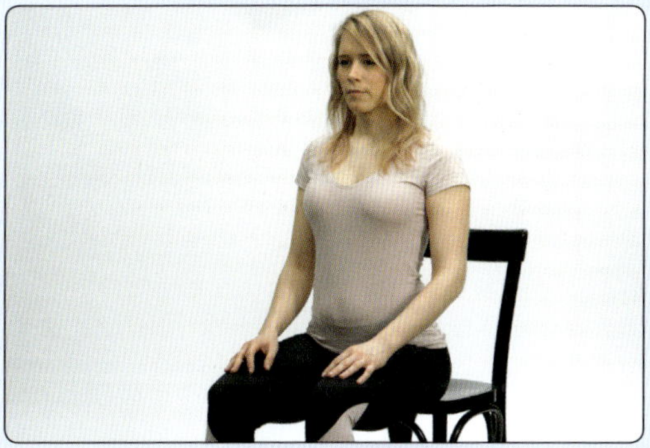

- Setzen Sie sich aufrecht auf die Vorderkante eines Stuhls und atmen Sie tief in Ihren Bauch hinein. Während des Einatmens kippt das Becken nach vorn. So entwickeln Sie ein Hohlkreuz, und Ihr Bauch wölbt sich nach vorne. Halten Sie diese Endstellung einige wenige Sekunden lang.

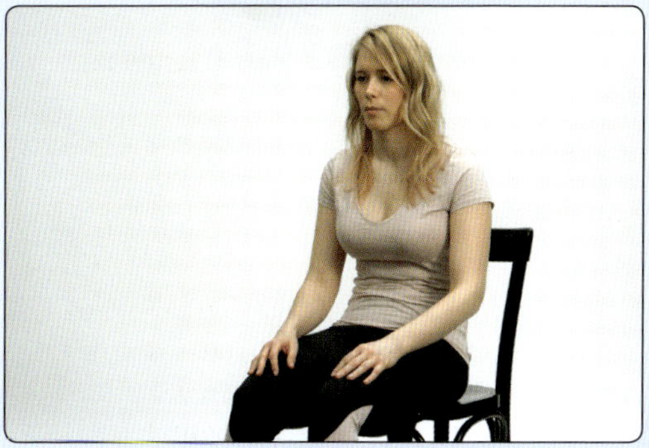

- Mit dem Ausatmen kippt das Becken nach hinten, Ihr Bauch wird flach, und Sie gehen in einen Rundrücken. Das Ausatmen sollte idealerweise doppelt so lange dauern wie das Einatmen. Am Ende legen Sie eine etwas längere Pause ein. Mehrere Male wiederholen, dabei möglichst durch die Nase oder mit „Lippenbremse" (siehe Seite 189) atmen.

Übung 71

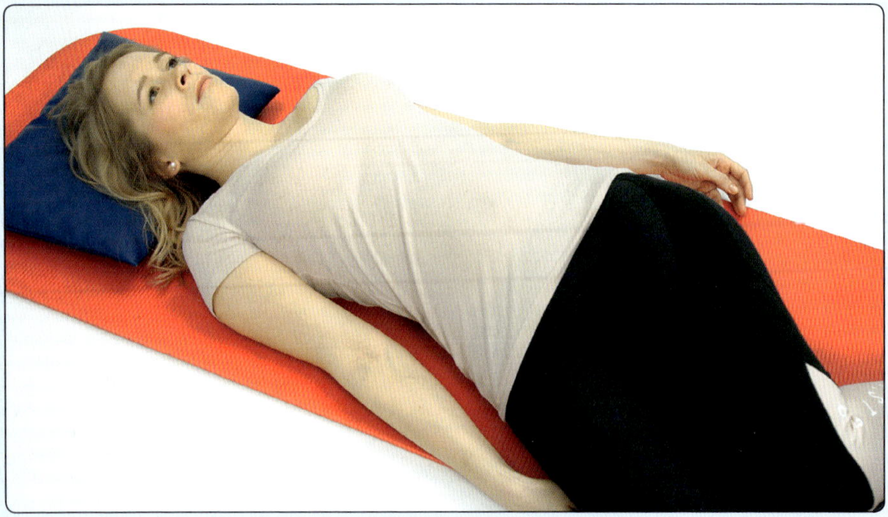

- Legen Sie sich bequem auf den Rücken und stellen Sie Ihre Beine an. Lassen Sie die Beine nun beim Einatmen auf die eine Seite absinken. Am Ende der Bewegung halten Sie den Atem an.
- Atmen Sie dann wieder aus und führen Sie Ihre Beine mit dem Ausatem wieder in die Mitte zurück, machen Sie dort eine etwas längere Pause. Mit dem nächsten Einatmen lassen Sie Ihre angestellten Beine nun auf die andere Seite absinken. Erneut eine kurze Pause, und mit dem nächsten Ausatem bringen Sie Ihre Beine wieder zurück in die Mitte.
- Versuchen Sie auch hier wieder, möglichst ausschließlich durch die Nase zu atmen. Alternativ können Sie durch den Mund mit „Lippenbremse“ ausatmen.
- Beenden Sie die Übung in einer Ihnen bequemen Rückenlage und beobachten Sie an sich selbst, ob und was sich verändert hat.

Übung 72

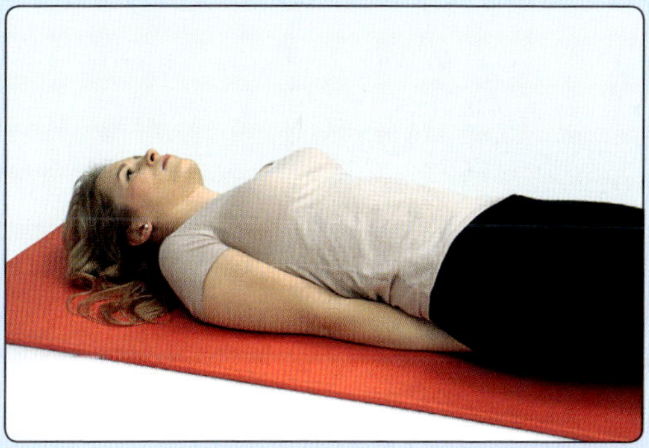

- Diese Übung lehnt sich an das Yoga an. Sie benötigen dafür eine nicht zu weiche Unterlage, etwa eine Decke oder Gymnastikmatte. Legen Sie sich flach auf den Rücken und schieben Sie beide Hände unter Ihr Gesäß. Die Handflächen zeigen zur Unterlage, beide Arme liegen fest am Körper an.

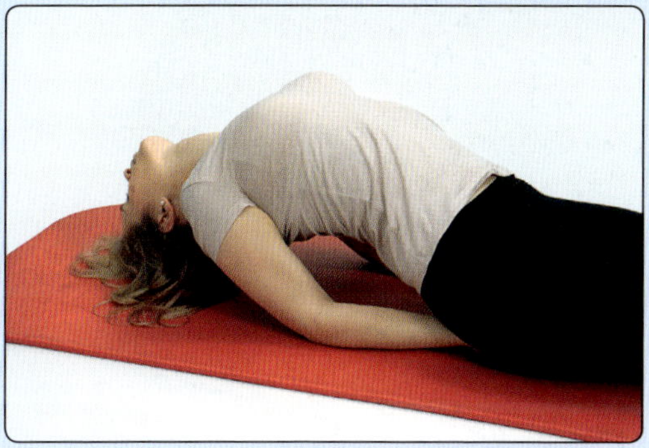

- Nun wird es komplizierter: Drücken Sie Ihren Oberkörper mit den Ellenbogen nach oben, während Ihr Hinterkopf weiterhin die Unterlage berührt. Halten Sie diese Stellung mehrere tiefe Atemzüge lang.

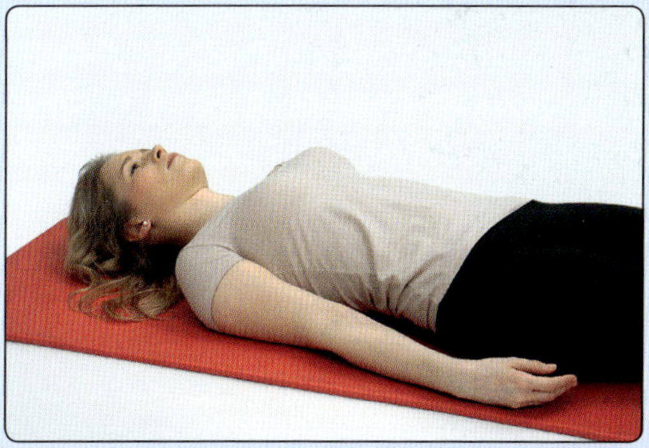

- Kehren Sie dann in eine entspannte Ruheposition zurück und spüren Sie auch hier in sich hinein, was sich durch die Übung verändert hat. Können Sie fühlen, ob sich Atemräume erweitert haben?

Übung 73

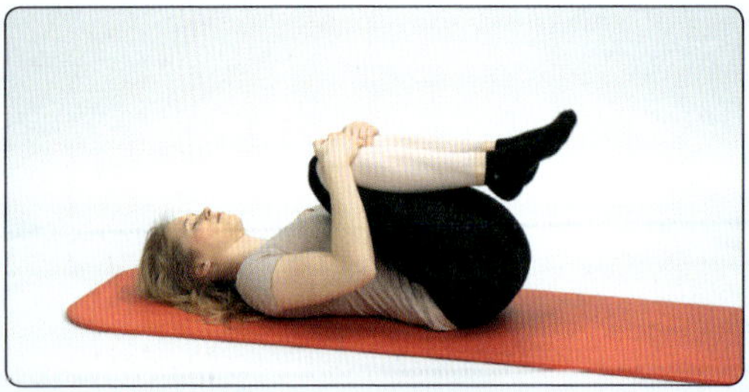

- Legen Sie sich auf eine Matte oder Decke, ziehen Sie die Knie an Ihren Bauch und greifen Sie mit den Händen um Ihre beiden Knie herum.

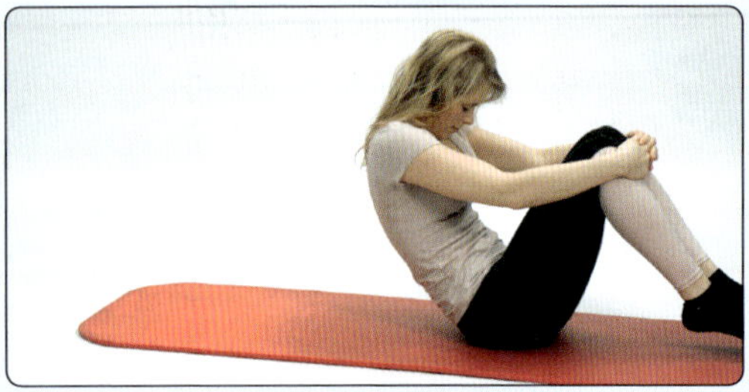

- Machen Sie dann Ihren Rücken rund und schaukeln Sie einige Male auf dem runden Rücken vor und zurück.

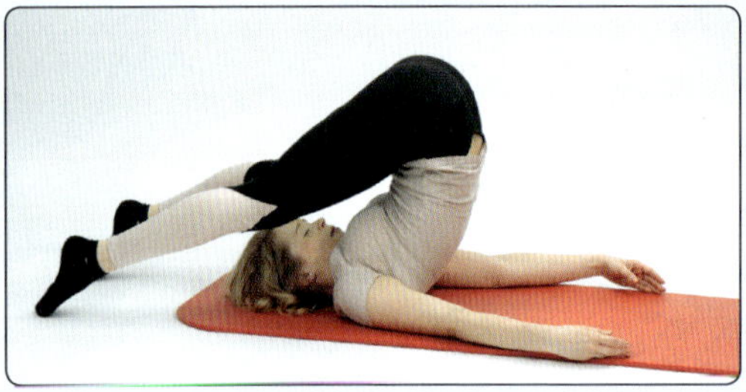

- Am Ende ziehen Sie die Beine über Ihren Kopf und liegen dann nur noch auf Schultern, Kopf und Armen. Dabei sind Ihre Beine leicht gegrätscht und die Füße gestreckt.

- Bleiben Sie nun in dieser Position und schicken Sie den Atem in Ihrer Vorstellung tief in Richtung Ihrer Flanken und des Beckenbodens. Versuchen Sie, die Atembewegungen dort wahrzunehmen und sie zu intensivieren. Bleiben Sie einige Atemzüge lang in dieser Position.
- Kehren Sie dann langsam („Wirbel für Wirbel") wieder in eine entspannte Rückenlage zurück. Bleiben Sie in dieser Position ebenfalls für einige Atemzüge liegen und spüren Sie den Veränderungen in Ihrem Körper nach.

Übung 74

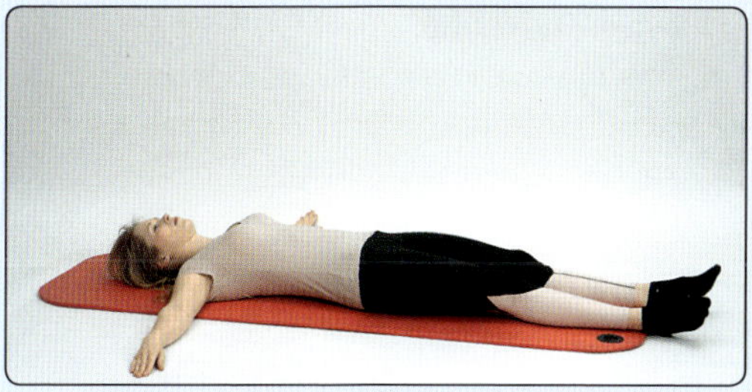

- Legen Sie sich auf eine Matte/Decke und strecken Sie die Arme seitwärts aus. Ihre Handflächen zeigen nach unten.
- Drehen Sie nun den Kopf nach links und ziehen Sie Ihr linkes Bein in hohem Bogen über das rechte Bein auf die rechte Seite. Das Becken vollzieht diese Bewegung automatisch mit. Dadurch ergibt sich eine Dreh-Dehn-Lage. Ihre Schultern liegen beide weiterhin fest auf der Unterlage.

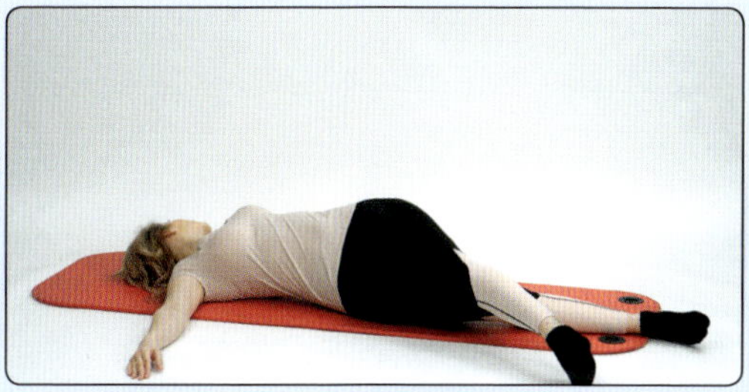

- Sie werden nun eine deutliche Dehnspannung wahrnehmen. Atmen Sie in die gedehnten Bereiche hinein. Bleiben Sie einige Atemzüge lang in dieser Position und gehen Sie dann zur Entspannung wieder in die Rückenlage.
- Nach einigen ruhigen Atemzügen wechseln Sie die Seite.

Übung 75

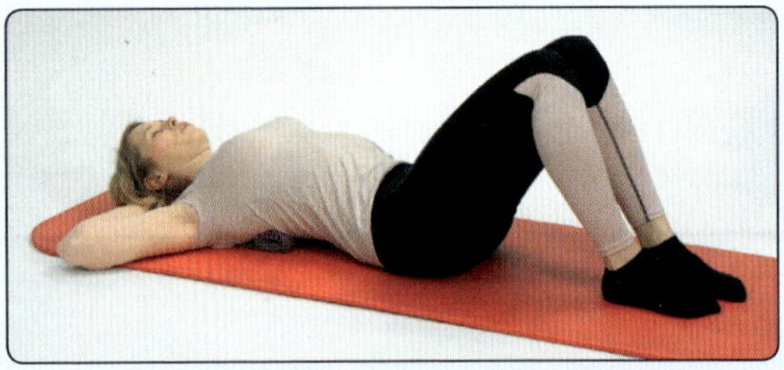

- Für diese Übung benötigen Sie ein Handtuch, das Sie etwa bis zur Hälfte straff aufrollen. Legen Sie sich dann auf diese Rolle. Sie soll etwa in der Mitte der Brustwirbelsäule (bei Frauen etwa in BH-Höhe) platziert sein. Ihre Arme verschränken Sie hinter dem Kopf, die Beine stellen Sie an.
- Nun atmen Sie tief in die gedehnten Räume hinein. Sie sollten vor allem durch die Nase atmen und länger aus- als einatmen (idealerweise doppelt so lange).
- Rutschen Sie die Rolle dann einen Wirbel höher und nehmen Sie erneut einige tiefe Atemzüge.
- Wiederholen Sie dies so oft, bis Sie mit der Rolle bei Ihrem 7. Halswirbel angekommen sind (Sie erkennen ihn daran, dass er stärker hervortritt).
- Am Ende können Sie nochmals auf dem runden Rücken schaukeln wie bei Übung 73/2 (auf Seite 194) und schließlich in die Rückenlage übergehen.

Übung 76

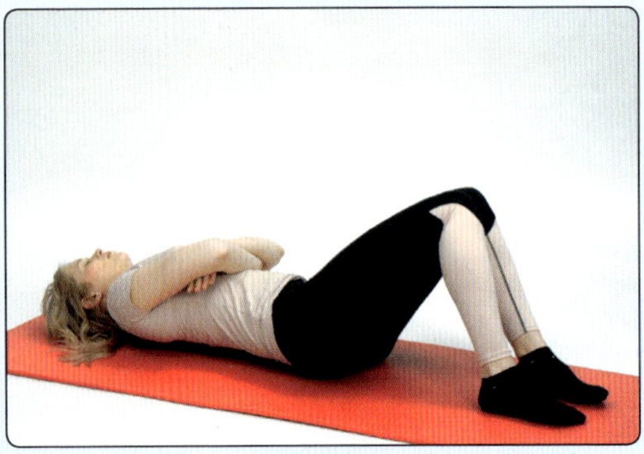

- Rollen Sie ein Handtuch bis zur Hälfte straff auf und platzieren Sie es längs auf der Matte/Decke. Legen Sie sich nun so mit der Wirbelsäule auf die Rolle, dass die Unterkante der Rolle bis etwa zur Mitte Ihrer Brustwirbelsäule reicht. Die Arme sind über der Brust verschränkt, die Beine angestellt.
- Rollen Sie nun mit dem Oberkörper über das Handtuch von links nach rechts. Dadurch werden die Gelenke am Ansatzpunkt zur Wirbelsäule mobilisiert.

RÜCKATEMTECHNIKEN

- Wie Sie mittlerweile wissen (siehe Seite 123 ff.), spielt bei vielen Schwindelarten der reduzierte Kohlendioxidgehalt des Bluts der Patienten eine große Rolle. Viele der vorangegangenen Übungen zielen auf eine Anhebung und Normalisierung des CO_2-Spiegels.
- Bei den folgenden Übungen sollen Sie nun unmittelbar mit diesem unsichtbaren Gas üben.
- Theoretisch könnten Sie sich eine Flasche mit komprimiertem Kohlendioxid kaufen und es dann über einen Schlauch einatmen. Das wäre allerdings ebenso teuer wie umständlich.
- Stattdessen können wir unsere eigene Ausatemluft sehr gut zu Trainingszwecken nutzen. Sie enthält einhundert Mal mehr CO_2 als die Umgebungsluft und ist für unsere Zwecke ideal geeignet, da sie gleichzeitig bereits angewärmt und auch befeuchtet ist.
- Beim Training zum Anheben Ihres CO_2-Spiegels im Blut müssen Sie wegen der hohen Sensibilität unbedingt langsam und schrittweise in kleinen Schritten – vorgehen. Und noch etwas ist wichtig: Wann immer Sie üben, sollten Sie dies in einer für Sie sicheren, entspannten Atmosphäre tun. Je stärker geschützt und behütet Sie sich fühlen, desto besser. Es kommt darauf an, den erwünschten höheren Kohlendioxidgehalt des Bluts positiv zu bewerten und einen günstigeren Basiswert zu installieren. Die Devise sollte also lauten: „Ein bisschen mehr CO_2 schadet mir nicht, es ist im Gegenteil sogar wohltuend!"

Übung 77

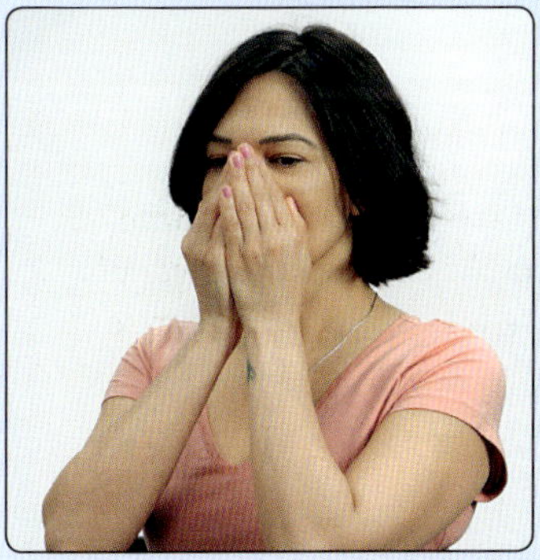

- Eine Rückatemtechnik haben Sie bereits kennengelernt: Sie formen mit beiden Händen eine „Schale", als wollten Sie Wasser schöpfen. Anschließend führen Sie die Hände in dieser Stellung vor Mund und Nase, wobei Sie die „Schale" möglichst groß machen. Zugleich sollten Ihre Hände die Luft gut einschließen.
- Atmen Sie nun ruhig und sehr leise durch die Nase ein und aus. Versuchen Sie, dabei langsam in den Bauch zu atmen.

- Einfacher geht es nicht! Es wäre gut, wenn Sie diese Übung immer wieder in Ihren Tagesablauf integrierten. Vor allem können Sie immer darauf zurückgreifen, wenn sich bei Ihnen Anzeichen einer Hyperventilation bemerkbar machen. Da die Hände Mund und Nase niemals völlig dicht abschließen, ist die Wirkung bei dieser Übung weniger stark als bei den anderen. Allerdings löst sie gleichzeitig auch weniger Angst aus.

Übung 78

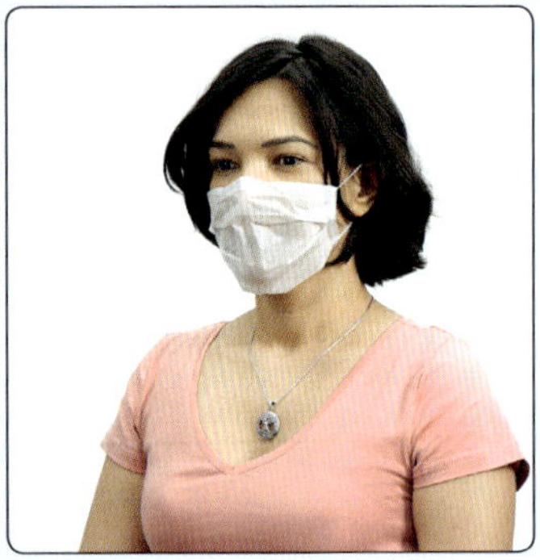

- Mit einem Papiermundschutz können Sie gleichfalls auf sanfte Art trainieren. So etwas erhalten Sie in der Apotheke oder im Versandhandel. Benutzen Sie am Anfang solche aus einem dünnen Gewebe (Vlies) und versuchen Sie, später auf einen Mundschutz aus dichterem Material überzuwechseln. Alternativ können Sie auch zwei dünne Exemplare übereinanderlegen. Der Mundschutz sollte möglichst dicht an Ihrem Gesicht anliegen. Atmen Sie nun erneut ruhig durch die Nase in Ihren Bauch.
- Viele unserer Patienten tragen so einen Mundschutz selbst über Stunden, wenn sie lesen, am Computer arbeiten oder auch bei der alltäglichen Hausarbeit.

Übung 79

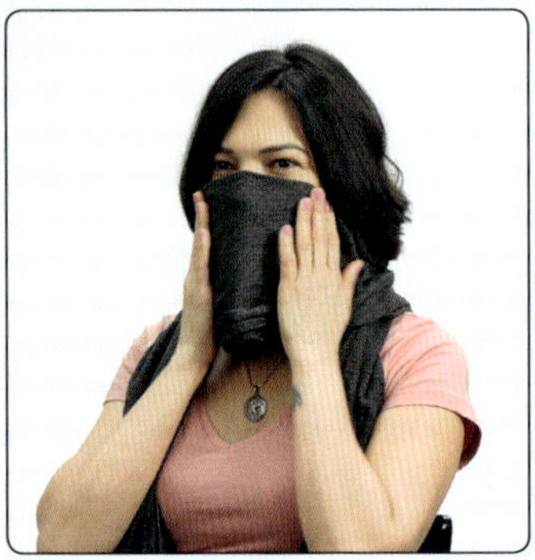

- Während es in anderen Ländern durchaus üblich ist, einen derartigen Mundschutz auch in der Öffentlichkeit zu tragen, wirkt das auf unsere Mitmenschen hierzulande meist merkwürdig. Wenn Sie jedoch Ihre Übungen beispielsweise auf einem Spaziergang machen möchten, dann können Sie sich auch einen Schal vors Gesicht halten oder binden.
- Je nach Dichte des Stoffs und der Art/Festigkeit, wie Sie Ihren Schal über Mund und Nase legen, können Sie die Übung schwieriger oder einfacher gestalten. Es kommt in jedem Fall darauf an, dass Sie möglichst viel von Ihrer Ausatemluft wieder einatmen.
- Sie können auch einmal versuchen, sich abends vor dem Einschlafen ein Tuch über Mund und Nase zu legen. Tatsächlich bewirkt eine höhere CO_2-Konzentration eine größere Muskelentspannung, was das Wegschlummern erleichtern kann.

Übung 80

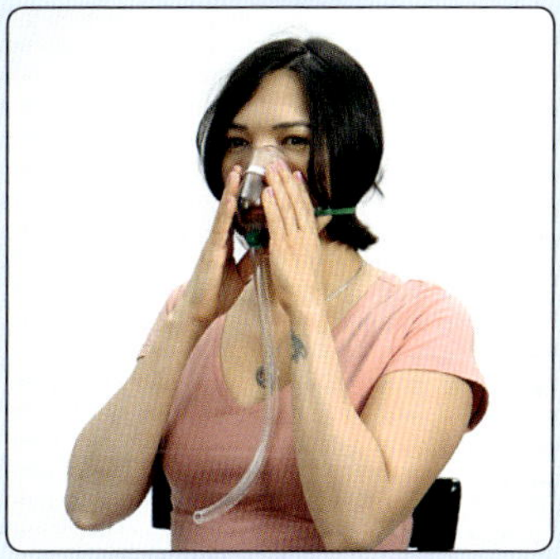

- Ein Training für „Fortgeschrittene" können Sie mithilfe einer Atemmaske (Apotheke oder Versandhandel) durchführen. Diese Masken schließen allerdings Mund und Nase meist schlecht ab. Zudem faltet sich der angefügte Plastikbeutel oft nicht gut auf und wenn doch, kommt es schnell zu hohen Kohlendioxid-Konzentrationen.
- Sehr viel sinnvoller ist es, wenn Sie den Plastikbeutel entfernen und der Maske stattdessen ein Stück Plastikschlauch (von etwa 30–40 cm Länge) anfügen. Nun sammelt sich in der Maske und dem Schlauch ein Teil der Ausatemluft an und wird – gemeinsam mit Frischluft – wieder eingeatmet (Stichwort „Totraumvergrößerung", siehe Seite 128). Das ermöglicht nun eine kontinuierliche Übung. Je länger der Schlauch ist und je dichter die Maske abschließt, desto höher wird die CO_2-Konzentration. Mit dieser Methode können Sie Ihre Atmung leicht eine halbe oder gar ganze Stunde trainieren und sich gleichzeitig einen entspannenden (!) Film ansehen oder Musik hören.

Übung 81

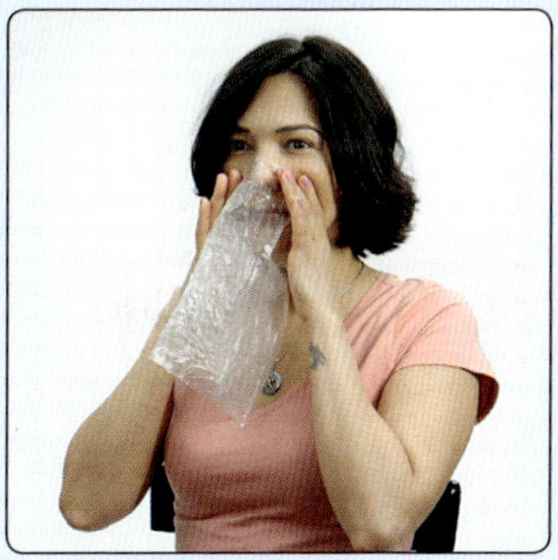

- Die intensivste Art der Rückatmung können Sie mit einer Plastiktüte (Gefrierbeutel o. ä. mit etwa 1 Liter Volumen) durchführen. Wenn Sie diese Tüte über Mund und Nase dicht an Ihr Gesicht legen, gelangt keine Frischluft in das System, und der Kohlendioxidgehalt nimmt rasch zu.
- Daher eignet sich diese Technik am besten, um einen reduzierten CO_2-Gehalt im Blut schnell wieder anzuheben.
- Doch seien Sie vorsichtig: Schon nach wenigen Atemzügen hat sich soviel CO_2 angesammelt, dass Sie nun Erstickungsgefühle überkommen können! Daher müssen Sie beim Atmen in die Tüte immer wieder Pausen einlegen. Finden Sie heraus, wie viele Atemzüge für Sie richtig sind. Meist ist nach 3–5 Atemzügen eine kurze Pause notwendig, bei der Sie den Beutel offen halten, damit wieder frische Luft hineingelangt. Wiederholen Sie diese Übung mehrmals.

ANHANG

Internet: **Aktualisierung und Erweiterungen**

Es war mir ein Anliegen, Ihnen mit diesem Buch das Wissen zu vermitteln und die praktischen Übungen an die Hand zu geben, damit Sie Ihren Schwindel möglichst genau erkennen, verstehen und Ihre Beschwerden hoffentlich bessern können. Ich hoffe sehr, dass die Kombination aus Hintergrundwissen und systematischem Training für Sie hilfreich war.

Über Rückmeldungen über Ihre Erfahrungen freue ich mich, hier meine E-Mail-Adresse: schwindel@weiss.de

Auf der Seite www.weiss.de/schwindel-ohne-befund finden Sie weitere Hinweise und Materialien:

- Neue Erkenntnisse und Ergänzungen zu diesem Buch
- Ein Forum zum Austausch mit anderen Betroffenen
- Filme über Betroffene
- Filme über die einzelnen Schwindelformen
- Den Link zu einem Online-Programm mit Filmen zum Mitmachen entsprechend Ihren persönlichen Beschwerden und Ihren Trainingsmöglichkeiten.

Register

(**Fett** gesetzte Seitenzahlen beziehen sich auf Hauptnennungen, *kursive* auf Abbildungen.)

Noch mehr fundierter Rat von DR. THOMAS WEISS

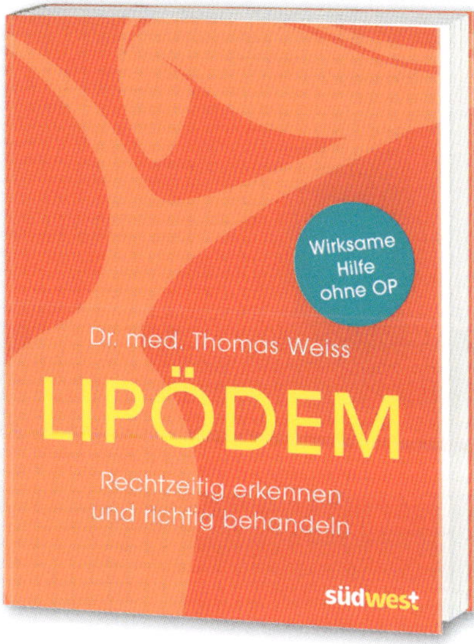

Millionen Frauen in Deutschland leiden unter einem Lipödem. Für die Betroffenen stellen diese Fettansammlungen im Unterhautgewebe aber nicht nur ein ästhetisches Problem dar, sondern sie gehen auch mit starken Schmerzen einher. Dr. Thomas Weiss hat als einer der ersten Ärzte wirkungsvolle Methoden zur Behandlung des Lipödems entwickelt. In diesem Buch stellt er ein 14-Tage-Selbsthilfeprogramm inklusive Rezepten vor.

192 Seiten | Klappenbroschur
19,99 € [D] | ISBN 978-3-517-09383-3

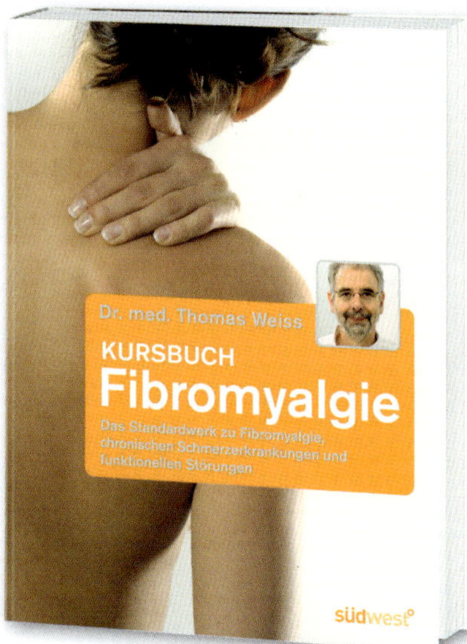

Dieses Buch ist das erste umfassende Kursbuch zu der beratungsintensiven Krankheit Fibromyalgie. Es versammelt das Wichtigste zu Symptomen, Ursachen, Behandlungsmethoden, Medikamenten, Dauer und Therapie der Krankheit. Auch zu verwandten Krankheitsbildern wie chronischen Schmerzen und funktionellen Störungen findet man hier umfangreiche Informationen und praktischen Rat von Dr. Thomas Weiss.

256 Seiten | Klappenbroschur
19,99 € [D] | ISBN 978-3-517-08439-8

Mehr Infos unter www.suedwest-verlag.de

südwest

Impressum

2. Auflage 2019

Hinweise

Bildnachweis

Bildredaktion: Tanja Zielezniak

Alle Bilder stammen von Christian Berlinghof (http://brainyard.de/), mit Ausnahme von: Istockphoto: 14/15 (swissmediavision), 68/69 (urbancow); Shutterstock: U1 (Bloor), 33/34 (wavebreakmedia); Südwest Verlag: 17, 18, 20, 73, 119 (Veronika Moga).

Projektleitung: Andrei-Sorin Teusianu
Redaktion und Korrektorat: Claudia Fritzsche
Umschlagsgestaltung: *zeichenpool, München
Satz und Layout: Christoph Dirkes
www.mediathletic.com
Litho: Mohn Media, Mohndruck GmbH, Gütersloh
Druck und Bindung: Alcione, Trento

Printed in Italy

MIX
Papier aus verantwortungsvollen Quellen
FSC® C021956
www.fsc.org

Verlagsgruppe Random House FSC® N001967

ISBN: 978-3-517-09617-9